U0289364

控制卡路里之大罪过

原著　山田　悟

主译　刘庆春　李晓光

辽宁科学技术出版社
LIAONING SCIENCE AND TECHNOLOGY PUBLISHING HOUSE
株式会社幻冬舍

图书在版编目（ＣＩＰ）数据

控制卡路里之大罪过 ／（日）山田悟，原著；刘庆春，李晓光主译．—沈阳：辽宁科学技术出版社，2018.7
ISBN 978-7-5591-0870-8

Ⅰ.①控… Ⅱ.①山… ②刘… ③李… Ⅲ.①合理营养—基本知识 Ⅳ.①R151.4

中国版本图书馆CIP数据核字(2018)第163638号

"KARORI SEIGEN NO TAIZAI" by Satoru Yamada
Copyright © SATORU YAMADA, GENTOSHA 2017
All Rights Reserved.
Original Japanese edition published by GENTOSHA Inc.
This Simplified Chinese Language Edition is published by arrangement with
GENTOSHA Inc. through Eest West Culture & Media Co., Ltd., Tokyo

出版发行：辽宁科学技术出版社
　　　　　北京拂石医典图书有限公司
地　　址：北京海淀区车公庄西路华通大厦Ｂ座15层
联系电话：010-57262361/024-23284376
E-mail：fushimedbook@163.com
印 刷 者：三河市双峰印刷装订有限公司
经 销 者：各地新华书店

幅面尺寸：140mm×203mm
字　　数：103千字　　　　印　张：4.75
出版时间：2018年8月第1版　印刷时间：2018年8月第1次印刷

策划编辑：阮　航
责任编辑：李俊卿　　　　　责任校对：梁晓洁
封面设计：蒲　潇　　　　　封面制作：蒲　潇
版式设计：天地鹏博　　　　责任印制：丁　艾

如有质量问题，请速与印务部联系　联系电话：010-57262361

定　　价：38.00元

改革开放四十年中国的经济发展发生了翻天覆地的变化，创造了人类历史上的一个奇迹，就是解决了十几亿人的温饱问题。人民的生活水平大幅提高固然是件好事，但是随之而来的日益增长的糖尿病、高血压等由于生活方式不良而引起的慢性疾病的发生，给人民的生命健康带来了极大的危害。

糖尿病作为一种慢性病，离不开药物治疗，更需要生活方式的改进，特别是饮食习惯的改善。近年来国际上临床营养学研究日新月异的进步和发展，也给广大糖尿病患者带来了新的曙光。其中日本东京北里研究所糖尿病中心主任山田悟医生更是在日本掀起了一场减糖限糖的革命。

山田悟医生以其高超的医术，执着的追求，丰富的实践，已经成为日本医疗界最具影响力的糖尿病专家之一，山田悟医生的著作，以其对治学的严谨，对患者的热忱，思维的创新，治疗效果的提升，引起了日本各界的广泛关注，也受到了患者的好评。

《控制卡路里之大罪过》一经发表，即在日本引起轰动。山田悟医生的影响不仅仅深入到糖尿病患者中，乃至于在日本的食品餐饮行业，也刮起了一股旋风。越来越多的低糖减糖食品在日本开始流行。相信《控制卡路里之大罪过》中文译本的发行，也一定会让中国广大读者对限糖而不限卡路里的饮食理念有全新的认识。

从今年夏季开始，本书作者山田先生的Low-Carbo饮食法将在北京汉琨糖尿病医院建立中国首个示范区，糖尿病患者在该院可以得到药物与健康饮食法的双重治疗，相信这将有助于Low-Carbo理念在中国的推广，并能惠泽更多的糖尿病患者。

高鹤亭

北京中医药大学原校长

世界医学气功学会主席

日本中医食养学会名誉会长

2018年7月

作为健康的饮食方式，限糖食品正得到广泛普及。限糖食品用于糖尿病、肥胖症、脂肪异常症等很多病症中，都有充分的医学根据。

其中，和缓限糖饮食"low carbo"，是便于实践，针对日本人有充分医学根据的饮食方式。拙著《限糖的真谛》（幻冬舍 2015年）阐明了此类饮食方式的益处。

另一方面，在民间，从医学角度看非常奇怪的养生法，至今仍然有很多。我每天在医院的诊室都会担忧，可能有些人会被这些说法蛊惑而损害健康，或者徒劳而终。为了减少这种毫无意义的努力和无谓的费用支出，我写了《食用和缓限糖饮食，瘦身无忧》（幻冬舍 2016年）一书。

但是，在《食用和缓限糖饮食，瘦身无忧》一书中，我并未深入挖掘探讨。最近，通过翻阅数篇论文，我注意到，自己多年前满怀自信地推荐给糖尿病患者的饮食方式，实际在医学看来是很奇怪的，甚至是危险的，正是这种方式，迫使很多人付出了无谓的努力。

这种饮食方式，就是本书标题中的"控制卡路里"。

至今，说起节食，很多人马上就会想到控制卡路里。实际上，对于"控制卡路里具有短期的减重效果"，我也并不否定。当初，我推荐和缓限糖饮食，就是为不能控制卡路里的人进行的辅助治疗。

但是，实际上，我隐约感觉到，对于控制卡路里的长期效果和安全性，谁也不能保证。并且，近年来，仅仅因为限制了两年卡路里，就出现了如下的病例报告：其一，病人出现严重的骨密度下降和贫血症状（J Gerontol A Biol Sci Med Sci 2015,70：1097-1104）；其二，用于实验的猕猴，其肌肉量下降（AGE 2012,34：1133-1143）。

以上两个研究，都是研究者们基于"通过控制卡路里，有可能延长寿命和预防疾病"的推测，从而进行策划、实施，或者还在继续进行的研究。但却产生了研究者们预料之外的（现在就我看来，某种意义上是必然的）有害作用。曾经在糖尿病世界被认为是金标准的饮食方式，实际上却是有害的危险方法。

当然，控制卡路里，只要把握好度，也是能安全付诸实践的。但是，目前的现状是，既能保证肌肉和骨骼的安全性，又能确实减重（减脂）的卡路里控制方法，在世界范围内尚未被研发出来。

控制卡路里，为什么会得到普及和推荐？本书将梳理其历史经过，并找出其中存在的问题。

并且，在实践和缓限糖饮食（low carbo）过程中，和控制卡路里一样，与"美味快乐品尝"的和缓限糖饮食理论相反，阻碍"和缓限糖饮食轻松实践"的，就是控油的"脂肪限制"。在本书中，除了分析卡路里控制的弊端外，也将探讨无意义的脂肪限制及其有害性。

深信不疑和先入为主，会削弱我们的判断力。对于所有事情，我并不认为自己能从深信不疑和先入为主之中完全脱离（因此，经常被妻子批评）。

此次，我想告诉读者的是，对于想增进健康的人们而言，之所以被痛苦且无意义的所谓养生法所束缚，正是因为先入为主。

此外，本书的部分内容，已经在第60届日本糖尿病学会年度学术集会的讨论会上，应会长的要求得以发表。目前为止，日本糖尿病学会一直倾向于卡路里控制饮食，但现在学会的正式讨论场合，也出现了力图对卡路里控制饮食进行批判性审视的健全舆论动态。

我迫切期待着，读者们通过此书，从无意义的束缚中解放出来，将目光转向快乐的、想一直持续下去的健康养生法。

目录

| 第二章 | 思考限制脂肪的意义 ·············· 28 |

01 **第一章**
思考控制卡路里的意义

第一节 我自己的卡路里控制

🔆 目标：一天1600千卡

世上很多人都有热衷于控制卡路里的经验吧。

很多女性，明明身材已经很匀称，却总是想变得更瘦；很多男性，到了中年就很在意健康，我想这就是人们控制卡路里的主要原因吧。

大约十年前，我也曾经热衷于控制卡路里。当时，我的体重比学生时代胖了大约10公斤，曾经被诊室的前辈拍着肚子说："山田，你现在很有派头嘛。"这成了我控制卡路里的契机。

自那以后，我决定将每天的饮食限制在1600千卡之内。根据厚生劳动省实施的《国民健康·营养调查》，日本人每天大约摄入2000千卡。"吃八分饱有益健康"，从古至今，无论对谁而言，都曾经是常识（并非现在是常识）。因此，我认为，正好相当于八分饱的1600千卡，不仅能减重，而且有益于增进健康，延长寿命。

当时，我已经获得了日本糖尿病学会的糖尿病专科医生资格，每天也在指导患者控制卡路里。

日本糖尿病学会（从事医疗工作者的组织）和日本糖尿病协会（患者以及协助患者人士的组织）联合出版了一本叫做《食品交换表》的教科书。书上记录着每种食品相当于80千卡的重量。50克大米80千卡，3片切片面包也大约80千卡。我觉得，只要有这本书，就很容易计算一天的食量，将其限制在1600千卡。

📈 放弃计算卡路里

但是，我没能进行"卡路里计算"。

作为医生，晚上的时间大多用于参加研讨会。因为不了解新药以及最新的指导方针，就不能为患者提供最新的治疗。而且，如果不了解最新的医疗保险规则，弄不好就很可能造成遗漏申报或者过多申报。

这种研讨会结束后，通常都会有自助餐。吃自助餐时，不管是自己装盘，还是服务员帮忙装盘，餐盘里到底有多少卡的食物，都无从知晓。而且，即使是同样的茶碗蒸蛋羹，有的上面放着豆沙（猪牙花淀粉），而有的则没有，所以卡路里量各不相同，这一点谁都明白。

要求患者要进行卡路里计算，自己却连自身摄取的卡路里都不能把握，这一点让我大受打击。

⚡ 突然，没心情了

我意识到，自己不能准确把握卡路里摄入量，这是事实。于是，从那之后，我就在感觉八分饱的时候，放下筷子不再吃了。

即使是八分饱，在餐后的一段时间内仍能有某种程度的满足感。再过一段时间，感觉饿的话，可以喝些不含卡路里的碳酸饮料来让胃舒服些。对于因为控制卡路里而感到饥饿的患者，我从很早开始就推荐过这种方法。

这个策略，在刚开始的两个月进行得很顺利。但是渐渐地，我意识到自己厌倦了只喝一种饮料。

那是某一天下午4点。在医院职员休息室的自动售卖机前，面对不含卡路里的可乐，突然，我就没心情买了。"无论如何，我想好好地吃点什么，再也不想用饮料充饥了。"这种想法控制了我的大脑。

自那之后，一直到因开始和缓限糖饮食而情绪稳定，我也没再买过不含卡路里的可乐。于是，体重非常完美地反弹了，本来减掉的4公斤体重又完全复原了。

我曾是一个既不能计算卡路里，也不能控制卡路里的人。

⚡ 控制卡路里，是"理想之饼"？

最近，为各地的管理营养师举办讨论会的机会增多了。因为管理营养师是女性居多的职业，所以，当我问"大家是否曾经控制卡路里？"到场的大约100%都举起了手。但是，当我问"那么，你们现在还能继续限制吗？"100人当中还举着手的就只剩下一两个了。

确实如此。就连作为饮食专家的管理营养师，也很难实践并持续控制卡路里。虽然知道是好事，却不能实践，那就等于"画饼充饥"了。

那么，为什么这种"说起来容易，做起来难的"卡路里控制，却被世间认为是最便捷的饮食方法呢？

那是因为它至少有以下三种效果：

1.抗衰老；

2.改善肥胖；

3.治疗糖尿病。

我确实曾经相信，控制卡路里和饭吃八分饱能增进健康。就是说，虽然这种方法也许是难于实践的"画饼充饥"，但是，如果真能实践，其效果确实是值得期待的"理想之饼"。我一直是这样认为的。

接下来，我想思考一下，控制卡路里是否真的是"理想之饼"。

第二节　延缓衰老的卡路里控制

🔘 得出相反结论的两个研究

至今，针对很多生物的实验中，都说明控制卡路里能延长寿命。既然在酵母、线虫、苍蝇、老鼠……很多物种的实验中得到了证实，那么我们当然认为，控制卡路里也能延长人类的寿命。

但是，此点在人类中尚未得到证实。

说起来，在提及延长寿命的效果之前，人类与饥饿进行了长期的斗争。因此，人们会担心控制卡路里可能会导致饿死或者营养低下。原本，为了解决这种顾虑，理应在人类中进行控制卡路里的实验，从而验证其意义与安全性。但是，这种实验必须要求受试者赌上自己的人生，所以实行起来并非易事。

因此，代替人类被用于实验的是猕猴。威斯康辛大学与美国国立衰老研究所这两个美国机构，对猕猴进行了持续卡路里控制饮食的试验。

2009年，威斯康辛大学的研究团队发表了论文[1]，内容为：将食量限制在70%，食用这种卡路里控制饮食的猕猴寿命延长了。

但是，另一方面，美国国立衰老研究所在2012年却得出了不同的结果[2]，内容是：同样将食量限制在70%，食用这种卡路里控制饮食的猕猴，并没得到寿命延长的效果，反而可能缩短了寿命。

🔊 联合研究却得出不一致的验证结果

得出完全相反结论的上述两个团队，之后进行了联合研究，并于2017年发表了最新论文[3]。

其中，两个团队的数据均显示，与衰老相关的糖尿病、癌症、心脏病等病症的发生率，会因控制卡路里而减少。

但是，关于对寿命的影响这一点，两者的研究结果仍然相反。

威斯康辛大学的数据显示，控制卡路里的猕猴寿命稍稍延长了。但是，与此相反，美国国立衰老研究所的数据仍然显示，控制卡路里的猕猴寿命可能缩短了，和原来的实验结果相同。

为什么这两个研究再次得出了完全相反的结论？原因之一是喂食方法不同。在威斯康辛大学的研究中，未被控制卡路里的猕猴，一天当中任何时候都可以自由自在地吃。与此不同，美国国立衰老研究所对未被控制卡路里的猕猴，是在提供食物数小时之后就撤掉了食物。

用人类来打比方，就是如下情况：一个是二十四小时连续不断地吃零食（威斯康辛大学的猕猴），一个是有规律地吃一日三餐（美国国立衰老研究所的猕猴）。如此看来，威斯康辛大学的数据，与其说是显示食用卡路里控制饮食具有延长寿命的效果，倒不如说显示持续进食具有缩短寿命的效果。

因控制卡路里而增加的病情

对猕猴的研究明确了一个重大问题。

虽然以上两个机构的研究都说明控制卡路里可减少老年病，但是也有一个相反的事实；在被控制卡路里的猕猴中，某些疾病反而增加了[4]，如肌肉量的减少和骨盐量（骨密度）的下降，这些都是老年病。

对此进行综合思考并整理，猕猴的实验数据显示了如下可能性：

1.持续进食会缩短寿命。

2.如果并非持续进食，而是有规律地饮食，即使控制卡路里也并不一定能延长寿命。

3.由于控制卡路里，新陈代谢方面的老年病（糖尿病、癌症、心脏病）有可能减少。

4.由于控制卡路里，骨外科方面的老年病（肌肉量下降、骨密度下降）有可能增加。

实际上，在使用老鼠进行实验，并被认为控制卡路里具有延长寿命效果时，不被控制卡路里的老鼠也处于持续进食的状态。因此，过着有规律生活的人，即使限制了卡路里，也并不一定具有抗衰老效果。

第三节　针对肥胖的卡路里控制

⚡ 日本肥胖学会卡路里控制标准

肥胖者如果控制卡路里，体重会减轻，很多人都有此经验，不存在疑问。但是，控制卡路里时，像我一样曾经遭遇挫折的，也确实不少。

"肥胖"是指胖的"状态"，并不意味着疾病。但是，如果是"肥胖病"，就是因肥胖而危害了健康，或者有可能危害健康，那就有必要接受治疗。

那么，治疗过很多肥胖病患者的日本肥胖学会，推荐怎样的饮食方法呢？请看学会发表的《肥胖病诊断标准2016》中记载的饮食疗法。

治疗方法总论中有如下内容："限制能量的摄取量是最有效明确的减重方法。将肥胖病患者一天摄取的能量计算标准定为低于25千卡×标准体重，医生和营养师会选择适合每个肥胖病患者的摄取量。"

并且，在治疗方法的食疗一项中，有如下内容："推测基础代谢量（维持人类生命必需的卡路里量），考虑每个肥胖病患者的身体活动量，设定能量的消耗量。在国外的报告中，从被计算出来的能量消耗量中每天减少500～750千卡，或者减少30%，用此方法来设定以减重为目标的能量摄取。另一方面，在我国临床治疗肥胖病时，是将标准定为：一天的能量摄取量低于25千卡×标准体重，一般均采用此方法。"

💫 "控制卡路里是最佳选择"并无科学根据

仔细阅读《肥胖病诊疗标准2016》，会发现一个问题。我国针对肥胖病在临床上采用的"25千卡×标准体重"的卡路里设定，只是"被使用"，并未附加科学依据（参考文献）。

还有，在"限制能量的摄取量是最有效明确的减重方法"的内容中，附加了三篇参考文献。表1对此内容进行了整理。

表1　控制卡路里是治疗肥胖病的最有效明确的方法之根据

福斯特等的论文[5]	以肥胖者为对象，分为两组：（1）控制卡路里者，（2）（不控制卡路里）限制糖类者。至第6个月，限糖组的减重效果更好。但是，至第12个月，并无统计学意义上的有效差异。
诺拉等的论文[6]	以准糖尿病患者为对象，分为三组：（1）手册指导组；（2）药物疗法组；（3）生活习惯介入组（卡路里限制饮食＋运动疗法）。结果，第3组的减重效果最好，能有效预防糖尿病。
萨库斯等的论文[7]	同样是卡路里限制食品，根据三大营养素的比例不同分为四个种类。四种都具有减重效果，并无统计学意义上的有效差异。

（日本肥胖学会《肥胖病诊疗标准2016》）

但是，以此三篇论文为依据，得出"控制卡路里是治疗肥胖病的最有效明确的方法"这一结论，不可否认是稍显牵强的。

在我看来，从这些论文可以得出的结论是："卡路里控制饮食对治疗肥胖症是有效的。如果确实能控制卡路里，三大营养要素的比例可以作为次要考虑。但是，它的减重效果，可能比不上限糖食品。"

表2出自福斯特[5]的论文。P值小于0.05，表示具有统计学上的显著差异。但是，在第12个月这个时间点，限制糖类者和控制卡路里者的P值为0.26，无统计学显著差异。但是在减重方面，从平均值看，限制糖类者为−4.4，控制卡路

里者为−2.5，限糖的减重效果更大。本来在6个月后这个时间点，从统计学的显著差异也可以看出，显然限制糖类者的减重效果非常大。因此，若下结论说，限制能量的摄取，即控制卡路里对减重最有效，但只能说从科学讲是不可能的。

表2　限糖食品减重效果更大

时间	体重变化		P 值
	限制糖类者	控制卡路里者	
3 个月	−6.8 ± 5.0	−2.7 ± 3.7	0.001
6 个月	−7.0 ± 6.5	−3.2 ± 5.6	0.02
12 个月	−4.4 ± 6.7	−2.5 ± 6.3	0.26

（N Engl J Med 2003,348：2082−2090）

从开始至第12个月，统计学上的差异消失，但在减重方面，自始至终，限制糖类者均占优势。

再者，诺拉等[6]的论文，并没有采用控制卡路里以外的其他饮食法，因此不能与其他饮食法相比较。

而萨库斯等[7]的论文，是让受试者摄取了同样卡路里而三大营养素比例不同的食品，也并不能说明卡路里控制食品在减重效果上比其他饮食法具有优越性。

控制卡路里具有短期效果

至此，可以梳理出以下四点：

1.卡路里控制食品对肥胖病患者的减重是有效的。

2.但是，可能还有限糖食品等其他方法。

3.世界范围内，求卡路里消耗值是用基础代谢量乘以身体活动系数，然后再以减法的形式设定卡路里摄取量。此做法有科学根据。

4.但是，在我国，是以标准体重×25千卡来设定卡路里摄取量。此做法并无科学根据。

不过，为避免误解，我必须告知一点。我自己当然也是将设定为"标准体重×25千卡"的卡路里控制饮食提供给住院病人作为病号饭的，并且，很多肥胖合并糖尿病患者因此成功减重。

因此，我也确信这种饮食法的短期效果。但是，目前我国指导使用的卡路里控制，并不存在长期持续性和安全性的数据。

第四节　　针对糖尿病的控脂

日本提倡所有糖尿病患者控制卡路里

在此，我要思考糖尿病治疗中的卡路里控制问题，糖尿病治疗也是我的专科。

顺便说一下，我在拙著《限糖的真谛》一书中也曾提到，有数据表明，现在40岁以上的日本人血糖异常者占三分之一。因未被诊断为糖尿病，很多人并未意识到，但是最近，包括被称为"高血糖飙升"的不自知餐后高血糖、血糖异常者超过了三分之一。我再次重申，血糖异常会引发癌症、痴呆症、心脏病、脑中风等疾病，对现代日本人而言，是非常严重的问题。

长期以来，对于糖尿病患者，卡路里控制饮食是一直被提倡的。现在的日本糖尿病学会《糖尿病治疗标准2016-2017》中，对于糖尿病患者，也推荐了如下卡路里控制饮食法[8]。

身体活动量少的人：标准体重×25～30千卡

身体活动量一般的人：标准体重×30～35千卡

身体活动量大的人：标准体重×35～千卡

但是，对于肥胖患者，添加了以下更严格的卡路里控制。

肥胖者：标准体重×20～25千卡

其实，这样的内容，在世界上没有先例。

在欧洲的标准[9]中，从一开始就写着"对于体重正常和并不肥胖的人，不需要开有关设定卡路里处方"。

美国的标准[10]是，"在血糖管理中，监测糖类摄取量是最重要的战略。地中海饮食、DASH（dietary approaches to stop hypertension）饮食、素食、限糖食品等各种饮食方式，可以作为糖尿病治疗方法。有效的饮食方法一般需要限制能量的摄取。"

首先，像日本这样，规定卡路里摄取量的饮食法本身就很少见，而且，对原本并不肥胖的人也设定卡路里摄取量，也是没有先例的。

🕹 以日本人为对象的研究只有三篇

那么，日本糖尿病学会这种卡路里设定，有怎样的效果呢?

与前面提到的《糖尿病治疗标准2016-2017》不同，日本糖尿病学会还有一个有科学根据的《糖尿病诊疗标准2016》。

前者是面向非专科医生，只记录结论的标准;后者是面向专科医生，除了结论，还记录了科学根据的标准。

那么，既然《糖尿病诊疗标准2016》更详细，我们就从食疗的参考文献中，查找一下记录食疗效果的论文[11]。

结果令人大为吃惊。在引用的86篇参考文献中，以日本人为对象，提出与众不同数据的研究论文，只有三篇。

如前所述，日本与欧美标准完全不同，对非肥胖人士也设定了卡路里摄取量。因此，应该具有日本人的与众不同的数据。但是，只有三篇。

内容如表3所示。

表3　被日本糖尿病学会指导标准采用的以
日本人为对象的3篇研究数据

Imai 等[12]	随机比较试验	有进餐顺序的节食，HbA1c（糖化血红蛋白）得到改善
Nanri 等[13]	观察研究	少吃糖，不容易患糖尿病
村本等[14]	前后比较试验	对特定保健指导对象，实行卡路里限制饮食＋运动指导，HbA1c（糖化血红蛋白）得到改善

（日本糖尿病学会《糖尿病诊疗标准2016》）

研究论文中，根据研究方案的不同，有不同的"论证水平"，它能证明因果关系的准确程度。论证水平最高的是随机对照试验，其次是观察研究。表3中论证水平最低的是前后对照试验。

为了不让大家被充满街头巷尾的、良莠不齐的医疗信息所迷惑，对于论证水平，我再稍微说明一下。

论证水平最高的随机对照试验，是将满足条件的人，通过抽签，分为介入组和不介入组，或者A治疗法和B治疗法，然后进行比较，因此很容易准确地反映因果关系。但另一方面，因为无视受试者的治疗意愿，很多情况下需要送些礼品表示感谢，费用很高，因此只能是少数人参与的短期试验。

论证水平仅次于随机试验的观察研究，是将接受和不接受某种疗法的人分组进行比较，因此，是和受试者达成共识后进行的研究，可以多数人长期参与试验。但是，这种试验也会受到因果逆转的影响。例如，在接受健康诊断的人群中进行比较时，服用降压药的人（也就是高血压患者）比不服用降压药的人（基本都是血压正常者），血压反而高。

最后的前后比较试验，是将某种治疗法进行干预前和干预后的两次观察比较。但是，也不能完全排除其他要素的影响，很容易得出主观性的结论，因此必定造成论证水平低下。

顺便提一下，虽然我们的研究团队发表了限糖食品的随机比较试验，但不知为什么没被指导标准采纳。在制作指导标准时，通常应该明确依据怎样的条件抽取、选择论文，以便其他研究者能够再次进行试验。因此，在这种情况下，这个指导标准的论文抽取和选择条件可能存在某些问题。

从被引用的三篇论文中可以得出以下结论：（1）对有进餐顺序的节食应该有所了解；（2）限糖也可能有效；（3）有可能是运动指导的效果。但是，对肥胖者（正确说法是内脏脂肪积累者）而言，控制卡路里可能对于血糖指标HbA1c（糖化血红蛋白）具有改善效果。而且，第三点在论文中所采用的卡路里控制方法，是看着本来的食物摄取记录，对受试者说"从这里减掉多少多少千卡"。绝不是要求大家"请计算所有食物的卡路里，一天只能摄取多少多少卡路里。"

就是说，针对非肥胖的糖尿病患者，设定标准体重×25～30千卡（身体活动量少的人），并没有论文对其提供科学支撑。即，对非肥胖的糖尿病患者所设定的卡路里控制，目前为止是没有任何根据的，却在被推荐采用。并且，与肥胖患者一样，对于这种设定的长期持续性和安全性的探讨，完全没有实行。

🔷 显而易见的矛盾

还有一个让人极为吃惊的内容记录在《糖尿病诊疗标准2016》中。

在食疗一项的开头，对其意义标明如下：

"2型糖尿病的食疗，目的在于，通过正确调整总能量的摄取，消除肥胖……（中略）纠正高血糖以及糖尿病的各种症状。"

各位明白吗？

现在日本糖尿病学会的指导标准，在食疗的意义上与欧洲标准是一样的。力求消除肥胖，对非肥胖者并未要求适当摄取能量。但是，为什么，对非肥胖者却规定了卡路里摄取量呢？只能说，意义完全不明确。

食疗的目的是消除肥胖，推荐给肥胖者的意义并未被记载。并且，控制卡路里的目的是消除肥胖，接受指导的人如果是肥胖者，那么肥胖得到纠正后，就没必要再控制卡路里了（至少在理论上是这样的）。但是，如果非肥胖者被指导进行卡路里控制，那到底要怎样才能从这种情况中解放出来呢？谁也不知道。这种饮食方法持续的可能性低，没有安全保障，永远不能解脱出来。

这种矛盾，谁都能一看便知。

为什么，不肥胖的人必须终生持续使用"为了消除肥胖"的卡路里控制饮食呢？

⚡ 很多日本糖尿病患者并不肥胖

根据虎门医院的数据[15]，糖尿病发病者的身高体重指数 BMI [体重（kg）÷身高^2（m^2）]，平均值为24.4。

日本人的BMI标准值（疾病的发病率和死亡率最低的值）为22，BMI超过25的被视为肥胖。

就是说，糖尿病发病者的BMI平均值为24.4，与非糖尿病患者的平均值相比，确实是高的，但也说明日本糖尿病患者中有很多并不肥胖。

并且，即使往前追溯10年，调查患者的体重，平均值也没有超过25的。由这个调查结果可知，日本人虽然不肥胖，但也会得糖尿病。

对于很多并不肥胖的日本糖尿病患者实行卡路里控制，是否有意义（有效性）和长期持续性及安全性呢？对于非肥胖者也推荐卡路里控制饮食的医生们，今后有必要对这些进行证明。

⚡ 通过控制卡路里，糖尿病的各种症状会得到改善吗？

对于非肥胖的糖尿病患者进行卡路里控制，是完全没有意义的。请大家理解这一点。

那么，对肥胖者实行卡路里控制，是不是像《糖尿病诊疗标准2016》中记载的那样，糖尿病的各种症状会得到改善吗？

这里有说明此点的有趣数据，是英国纽卡斯尔大学的团队针对糖尿病患者进行的研究。

受试者在最初的8周，被极端控制卡路里的摄取，每天约600千卡。之后，仅仅增加一点卡路里量，以维持减重后的体重。即使这样，也是从一开始就持续食用卡路里控制饮食。

结果，在受试者中确实看到了减重效果。**但是，作为糖尿病治疗最重要的改善血糖的效果，却只出现在一部分患者**

中。

　　血糖得到改善的只有刚刚患糖尿病的患者，患病年数（从糖尿病发病开始）在8年以上的患者中，患病年数越长，血糖值越是居高不下[16]。

　　这取决于患者的胰岛素分泌功能是否得以恢复。刚刚患病的糖尿病患者通过减重，恢复了胰岛素分泌功能，但是，长期患病者却没能恢复[17]。

　　若进行严格（极端）的卡路里控制，确实能得到减重效果。但是，仅仅依靠这一点，却不能改善包括血糖在内的各种症状。

　　对刚刚患上糖尿病的患者，我们请他们通过"糖尿病教育住院"，学习有关糖尿病的知识。我们有不依靠药物也能使血糖得以改善的经验，我们确信卡路里控制饮食是血糖改善的方法（至少是方法之一），也是防止动脉硬化的方法（至少是方法之一）。对于这样的糖尿病专科医生（也就是我）而言，纽卡斯尔大学的数据令我们极为震惊。

第五节　将控制卡路里确定为糖尿病治疗的方法，是否妥当？

🏃 将一天2300千卡确定为标准值

　　如上所述，如今日本的糖尿病治疗，设定了如下卡路里控制标准：肥胖者卡路里摄入量为标准体重×20～25千卡以下，非肥胖者（身体活动量少的人）为标准体重×25～30千卡。

　　但是，从世界范围看，这种设定本身就是没有先例的。而且，这种卡路里设定也没有科学根据，其有效性、可长期持续性以及安全性也尚未得到检验。

　　接下来，我想按照自己的方式，思考一下这种设定是否具备科学合理性。

　　在此，我参考的是厚生劳动省发行的《日本人饮食摄取基准2015版》[18]，饮食摄取基准是一个指导标准，内容包括为了增进健康、预防慢性疾病的发生，我们日本人应该摄取的饮食。

　　其中，20～70岁的人，一天摄取的必要能量为，每公斤体重30～40千卡，因此体重50kg的人就是1500～2000千卡，70kg的人就是2100～2800千卡。

　　即使不这样计算，《日本人饮食摄取基准2015版》中也有如下规定：成年男性一天2450千卡（50～69岁）或者2650千卡（30～49岁），成年女性一天1900千卡（50～69岁）或者2000千卡（30～49岁）。平均看来，日本人一天应该摄取约2300千卡能量。

⚡ "喝水也会胖"是真的吗？

　　另一方面，"日本人一天摄取的能量平均值为2000千卡"，这一常识广为人知。这个数字好像是以厚生劳动省实施的"国民健康·营养调查"这一问卷调查为根据的。

根据"国民健康·营养调查",现代日本男性一天食用大约2100～2200千卡,女性大约1700千卡。

看到这个,大家也许会吃惊。如果前文提到的《日本人食物摄取基准(2015年版)》和这个"国民健康·营养调查"的数据均可信的话,那就说明如今的日本人,不论男女,本来就能量不足。但是,实际上,并非所有日本人都存在营养低下的问题。

这其中隐藏着卡路里控制的大课题。

实际上,自认为已经食用的卡路里值和实际摄取的卡路里值,往往存在着巨大差异。"国民健康·营养调查"只是个问卷调查而已,不能排除存在记录遗漏,因此,并不一定完全反映了现实。

假设某人实际上摄取了100千卡,他自己记录的平均值大概是80%左右。并且越是胖人,误差值越大。因为他们记录的值,往往比实际摄入值低。

记录卡路里量的人尚且如此,只凭感觉,自认为在控制卡路里的肥胖人士会说"喝水也会胖",也是理所当然了。**因为您自己感觉的卡路里摄取值,可能只有您实际摄取值的60%。**

确认糖尿病治疗的卡路里标准值

因为自认为的卡路里摄取量和实际摄取量存在差异,因此必须密切注意这个问题。并且,我们需要思考现在的卡路里控制设定。《日本人食物摄取基准(2015年版)》

显示，健康的日本人应该摄取的卡路里值为，身体活动量少的人：基础代谢量×1.5；普通人：基础代谢量×1.75；身体活动量多的人：基础代谢量×2.0。而且，基础代谢量的分布显示为现体重×20～25千卡，因此，合并计算则显示为表4。

表4　日本人应该摄取的卡路里量与日本糖尿病学会指导标准之比较

身体活动量的多少	《静脉经肠营养手册》与《日本人食物摄取基准（2015年版）》	《糖尿病诊疗标准2016》
清醒的卧床不起者	基础代谢量 ×1.1 = 现体重 ×20 ～ 25×1.1 = 现体重 ×22 ～ 27.5	
床上静养者	基础代谢量 ×1.2 = 现体重 ×20 ～ 25×1.2 = 现体重 ×24 ～ 30	
活动量少的人	基础代谢量 ×1.5 = 现体重 ×20 ～ 25×1.5 = 现体重 ×30 ～ 37.5	标准体重 ×25 ～ 30
活动量普通者	基础代谢量 ×1.75 = 现体重 ×20 ～ 25×1.75 = 现体重 ×35 ～ 43.75	标准体重 ×30 ～ 35
活动量多的人	基础代谢量 ×2.0 = 现体重 ×20 ～ 25×2.0 = 现体重 ×40 ～ 50	标准体重 ×35 ～

根据：厚生劳动省《日本人食物摄取基准（2015年版）》、日本糖尿病学会《糖尿病诊疗标准2016》

现在的糖尿病诊疗标准中，对于非肥胖者且身体活动量少的人，推荐与床上静养者基本相同的摄取量。

那么，您应该摄取的卡路里量是多少呢？

在测定糖尿病患者的卡路里消耗量的研究报告[19]显示，总体来看，糖尿病患者比健康者的基础代谢量还要高，不摄取更多的卡路里就不能维持体重。因此，现在面向糖尿病患者的卡路里设定，数值限制极为严格。

顺便说一下，当基础代谢量很难测定时，一般采用现体重×20～25的方法[20]。身体活动量少的人系数是1.5，但是清醒的卧床不起者为1.1，床上静养者为1.2[21]。因此，**现在日本糖尿病学会的指导标准中，对于非肥胖且身体活动量少的人，所使用的处方是床上静养者的处方。**

一些糖尿病专科医生主张（或者曾经主张），日本糖尿病学会的卡路里处方，应该叫做"卡路里的合理化"而不应该叫做"卡路里控制"，但是，凭借什么称为合理化？却没有科学依据。说来惭愧，一直到10年前，我也曾经有同样的想法，但是，现在，对于主张"卡路里的合理化"的理由，我完全不能理解。

第六节　控制卡路里的安全性如何

⚡ 理应证明卡路里控制有效性的研究结果

再次重申，那些对于并不肥胖的日本糖尿病患者也推荐卡路里控制饮食的医生们，今后有必要对其意义（有效性）、可长期持续性及安全性进行证明。

我也会用自己的方式，运用现阶段明确的数据，对卡路里控制饮食进行详细的验证。

作为前提，请大家先要了解美国糖尿病学会的指导标准。该标准[22]在1979年曾经警告说"如果把卡路里控制在1500千卡以下，千万注意不要造成营养低下。"

在此基础之上，我介绍两个实施卡路里控制的随机比较实验数据。

其一，以美国糖尿病患者为对象的Look AHEAD实验。在这个研究中，实施了适当的运动加上每日1200～1800千卡的卡路里控制饮食指导，对其进行了10年的跟踪，报告结果显示糖尿病患者体重成功减去了6.5公斤。

这一实施起来十分困难的，可以说是"画饼充饥"式的卡路里控制行为，虽然指导行为无比艰难，但持续了十年之久，成功减轻并维持了一定的体重。对于此研究小组以及受试者们，我首先想对他们表示敬意。但遗憾的是，此研究的目的在于卡路里控制的效果，这一点却并未得到证明。

这是因为，本来Look AHEAD实验就是在"若通过控制卡路里减轻体重，是否能预防心脏病"这个假设下进行的。即使持续了十年之久，受试者的心脏病发病率也并没有降低[23]。

而且，一旦进行卡路里控制，可能会引起骨密度下降，这一点却通过辅助分析得到了证明[24]。

🔅 有积极性的配合实验者接连离开

　　另一个随机比较实验是在美国以健康者为对象，实施卡路里控制的CALERIE实验。也许会有人觉得不可思议，为什么要对健康者实行卡路里控制呢？CALERIE实验以健康者为对象，并非想通过控制卡路里得到减重效果，而是想要验证其延长寿命的效果。

　　诚然，在酵母、线虫、苍蝇、老鼠的实验中，通过控制卡路里延长寿命的效果得到了证实。以此数据为基础，确定了如下假设：如果将卡路里摄取量限定为正常标准的70%，人类的寿命可能也会延长。

　　在这个实验中，招募了赞同"控制卡路里能够延长寿命"这一假设的受试者。受试者被分为两组，一组75人，"按照原来的卡路里量进食"；另一组143人，为卡路里控制组，"将卡路里摄取量减少至原来的75%"。

　　两年后，公布了实验结果。

　　首先值得注意的一点是：卡路里控制的实行状况。在卡路里控制组的143人中，最初半年之内连75%的卡路里控制也无法遵守，摄取了80%多的卡路里。且在半年以后变成90%左右，随着时间的流逝，逐渐接近最初的卡路里摄取量。"控制卡路里具有延长寿命的效果，对于能证明此效果的研究，我想配合"，哪怕是被赋予了这种极强动机的人，也没能遵守75%的卡路里控制。

　　另一个焦点是：离开实验的人数。在为期两年的试验中，按原来卡路里摄取量进食的75人中仅有4人离开（3人因为怀孕，1人取消了同意的意向）；而与之相对的卡路里控制组，143人之中竟有28人离开。

离开的28人中，有3人是因为出现5%的骨密度下降，4人是由于产生了耐药性贫血，被迫停止参加实验[25]。这一情况清楚地表明，哪怕是没有严格遵守75%的卡路里控制，也包含着导致营养水平低下的风险。从目前的证据考虑，不得不指出，标准体重×25~30千卡（身体活动量少的人）的卡路里控制，营养水平低下的风险是极高的。

🔋 控制卡路里却未能减重的幼年雌猴

由猕猴实验得出的数据，无法得知是否完全适合于人类。不过，美国国立衰老研究所的数据展示出一些非常有趣的现象。

即使对幼年雌猴严格实行了卡路里控制，与没有实施卡路里控制的猕猴体重相比，也几乎并未显示出明显差异[26]（图1）。

即使存在公猴和母猴、成年猴和中老年猴这样的年龄层次，也能得出由于卡路里控制而减轻体重的结论。然而，只有幼年雌猴例外。

这是为何？在这里就不得不考虑能量的摄取与消耗的关系了。即使减少了卡路里的摄取量，如果消耗的卡路里也减少的话，几乎是两者抵消了。换言之，幼年雌猴限制了卡路里的摄取，新陈代谢也慢了，热量减少，出现寒症，因此没有发生体重减轻[27]。

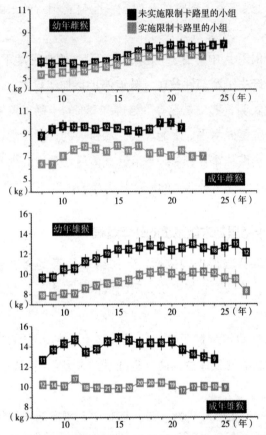

图1   猕猴实施卡路里限制与不实施卡路里限制的情况
下，体重的变化

(Nat Commun 2017,8：14063)

进行卡路里限制时，唯独幼年雌猴实施卡路里限制小组与未
实施卡路里限制的小组，几乎没有体重上的差别

　　如果假设人类中的少女也是同样的情况，随着控制卡路
里而代谢降低，体重并未减轻。一旦有此现象，为了减轻体

重，就会寻求更加严苛的卡路里控制，不能否认最终有可能诱发厌食症和摄食障碍。

我再重复一遍，这个数据是否适合人类，尚不明确。但是，尽管如此，对于年轻女性控制卡路里这一点，我不得不明确地表示强烈的反对。

可怕的营养低下风险

目前，在日本流传的卡路里控制饮食法，无论是为了减轻肥胖，改善糖尿病，还是为了延长寿命，都并非有充分的科学依据支撑，还孕育着营养低下的风险。

非肥胖人士请停止控制卡路里吧。本来就不胖的人，说是为了美容而实行卡路里控制，使骨骼瘦削，肌肉减少，这令我十分担忧。

而且，我虽然不反对肥胖人士实行暂时的卡路里控制，但它是否为最佳治疗方法尚未可知（我在后面会讲到，美味又快乐地食用和缓限糖食品low carbo,对于改善肥胖也是有效的），敬请理解。

目前流传的"控制卡路里，对身体有益"这种歪曲的概念，在世间的某处可能正在制造着厌食症等摄食障碍。对于一直以来都在盲目推荐卡路里控制的医疗从业者们，希望你们能够真正了解并关注控制卡路里所导致的风险。

02 第二章
思考限制脂肪的意义

第一节　控油的效果何在？

曾经认为限制脂肪有效的我

与"控制卡路里"一起在日本流传，可能危害日本人健康的，就是限制脂肪。

当时，我也在积极指导控制卡路里（对于非肥胖的糖尿病患者），很多情况下，我也规劝他们同时限制脂肪的摄取。这是由于摄取的脂肪在血液中循环会引起高血脂，身体摄入后会引发肥胖，附着于血管壁会引起动脉硬化症。

相反，如果限制脂肪摄取的话，我认为可以改善高血脂，纠正肥胖，也能够预防动脉硬化。

本章节想要证明这种想法是错误的。

除了限糖，还想控脂的人

现在我实行以和缓限糖食品low carbo为中心的营养指

导，不进行卡路里及脂肪的限制，指导积极地摄取脂肪。但无论如何，世上都有人不满足于只限制糖分，认为同时控制卡路里和脂肪效果更佳。

我被邀请参加NHK的一个节目时，曾经谈及一位患者的情况。他在限糖的同时，也控制卡路里。据说这位患者短时间内暴瘦，身体也变得没了力气。

我自己的患者当中也有人在限糖的同时控制卡路里。最终，这些患者诉苦说"吃的东西都被限制，太痛苦了"，逐渐变得无法继续采用low carbo饮食。

毋庸置疑，如果限制脂肪有益健康的话，限糖+限制脂肪就可以成为理想的方式。但事实上，限糖+限制脂肪不会产生任何益处。如果被限制的感觉很难受，连low carbo饮食也无法继续的话，就应该停止控脂。

即使进行了控脂，也未能发生任何好的事情。

这是真的吗？接下来我将进行确认。

第二节　针对高血脂症的控脂

🔰 控油也未能预防高血脂症

高血脂症这种病，包含有"严重的坏胆固醇血症"和"高中性脂肪血症"两种类型。准确来说，应该称其为包括"轻度好胆固醇血症"在内的脂肪异常症。

在检验控脂效果的研究中，有几个比较有名。在这里我们选取的是以色列的沙伊教授研究小组的研究，是将限糖的有效性告知世人的，像金字塔一样的伟大研究[28]。

这个研究被命名为DIRECT实验。实验集中了300名左右具有肥胖及动脉硬化症风险的人，抽签分为三组。第一组是"控脂的同时，控制卡路里"的限制脂肪组；第二组是"充分摄取以油酸为主的脂肪的同时，控制卡路里"的地中海饮食组；第三组是"不控制卡路里，只限糖"的限糖组。

持续两年的研究结果显示，减重效果最好的是限糖组，这是主要的研究结果。不过，我们关注一下控脂组的治疗成果。

控脂组不仅仅是最难减重的，高中性脂肪血症的治疗效果也最不明显。这种研究数据在其他报道中也很常见。2009年的《脂肪营养学杂志》中，有一篇总结这种情况的论文说："**脂肪摄取越增加，血液中的中性脂肪越容易低下**"[29]（图2）。

美国心脏病学会引用此论文，于2011年作为正式声明，发表了"**对于高中性脂肪血症，最好增加食用脂肪，减少糖类**"的论文[30]。

限制脂肪摄取，对于高中性脂肪血症来说是无效的，或者说，反而是有害的。

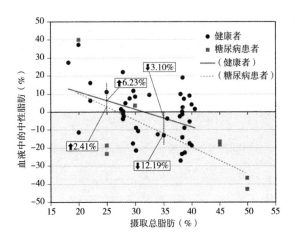

图2　食用油的量与血液中的中性脂肪

（J Clin Lipdol 2009，3：19-32）

食用脂肪越多，血液中的中性脂肪越易下降

🔋 严重的坏胆固醇血症依靠饮食和运动无法改善

那么，如何治疗严重的坏胆固醇症呢？

根据DIRECT实验的结果[31]，在限制脂肪组、地中海饮食组、限糖组三组之中，并未表现出有关坏胆固醇血症的差异。即使调查合成胆固醇的标志物，用吸收胆固醇的标志物观察，还是没有差别。

我认为，在健康诊断的结果中，一旦坏胆固醇的数值高，就应该写下"请减少脂肪摄取"这样的意见。**但遗憾的是，针对严重的坏胆固醇血症，饮食干预法尚未明确。**

并且，让我们顺便考虑一下关于运动疗法的效果。我认为在坏胆固醇值高的健康检查中，"请增加运动量"也应与注意饮食一起被写进诊断结果。但是，**对于严重的坏胆固醇**

血症来说，运动疗法完全没有任何效果。胆固醇，是激素的原材料，由于并非身体的能源，通过运动无法被消耗。

　　当然，这并非是否定运动。对于同样的高血脂症——高中性脂肪血症，可以期待通过运动进行改善。因为中性脂肪是身体的能源，通过运动能够被消耗。并且，从其他角度来看，由于运动可以增进健康，无论如何也应该运动。

　　但是，对于严重的坏胆固醇血症，"拼命地运动也不见瘦时"，也不必灰心丧气。这只是"本来就不会瘦，所以没瘦"而已。

　　并且，在DIRECT实验数据中，即使是对于轻度好胆固醇血症的改善，限制脂肪组的效果也是最差的。

　　即使进行控脂，也无法期待高血脂症的改善。对此有误解的人有很多，因此我想大声告诉大家。

第三节　针对肥胖症的控脂

🔻 控油则新陈代谢下降

　　针对肥胖症，控油是否有效？这一点沙伊教授进行的DIRECT实验也可以作为参考。

　　请看图3，我们能够了解，**本论文结果显示，控制卡路里+限制脂肪的饮食方法，与限糖饮食方法相比较，其减重效果极为轻微。**控制卡路里+限制脂肪，在过去的营养学中曾是被视为王道的饮食方法，因此，可以说这个结果是令人震惊的。

作为能够说明此结果的数据，比较知名的是波士顿大学的埃柏林教授进行的研究。在减肥项目中，将减重的人通过

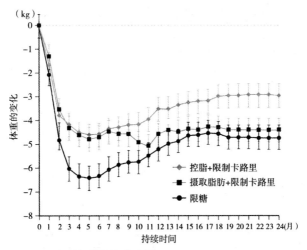

图3　三种饮食方法的减重效果

（N Engl J Med 2008，359：229-241）

控脂+限制卡路里，摄取脂肪+限制卡路里，限糖，三个小组持续两年的结果表明，减重效果最不明显的是控脂+限制卡路里组（减重最多的是限糖组）

抽签分为三组，第一组是控脂组，第二组是低GI组，第三组是继续限糖饮食法的人。

所谓低GI，是指选择GI（血糖指数）低的食品来增进健康的饮食法。GI是表示每当食物被吸收，餐后血糖上升度大小的指标。悉尼大学的布兰德米勒教授等人对此孜孜不倦地进行了研究。研究结果显示，低GI饮食对血糖管理也是有效

的，在这一点上达成了某种程度的共识。

　　对于参与实验的受试者，对他们的卡路里消耗进行精密的研究后，与原来的卡路里消耗相比较，发现一天内减少了400千卡的卡路里消耗[32]。也就是说，出现了代谢减慢的小组。这个小组就是进行限脂饮食法的小组。进行低GI饮食法的小组比控脂组的卡路里消耗量少，但是，也仍然在一天内减少了大约300千卡的卡路里消耗（图4）。

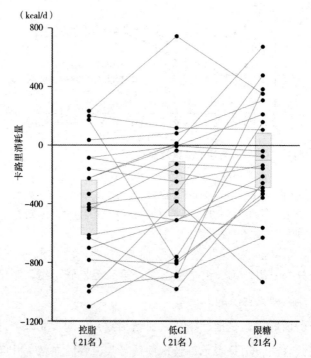

图4　饮食与代谢量（卡路里消耗量）的关系

（JAMA 2012，307：2627-2634）

原本的卡路里消耗量为0时，控脂和低GI小组的代谢量下降与之相对，能量的消耗几乎没有降低的饮食法是限糖法。实行限糖的受试者进餐3小时之后，其卡路里消耗又一次上升了[33]。这一点得到了确认。

🔆 不同激素的影响

埃柏林教授等人的小组明确了以下情况：摄取的食物不同，能量消耗则存在差异，这种情况在每次餐后都会发生。

为什么在控脂情况下，卡路里消耗会减少？为什么在限糖情况下，进餐3小时之后卡路里消耗又一次上升了呢？

对于其中缘由，目前尚未明确。

我们知道，在控脂和限糖时[34]，餐后从身体分泌的激素状况不同，可以推测可能是受其影响所致吧。

第四节　针对糖尿病的控脂

🔆 脂肪与血糖上升呈负相关

即使是针对糖尿病的控脂效果，也可以参考沙伊教授的研究数据。观察HbA1c的指标[28]，改善效果最佳的仍然是限糖，是控脂的数倍以上。地中海饮食的效果，介于控脂和限糖之间。

在20世纪末的日本，社会普遍认为随着脂肪摄取的增加，糖尿病患者的数量增加了。因此，曾经预测通过控脂可以改善血糖值，结果这是完全错误的。实际上，进入21世纪

以后，在日本，尽管脂肪摄取量减少了，糖尿病患者的数量
却愈发呈增加之势。

20世纪末的美国，也面临着同样的状况。早于日本，美
国在1980年代就开始减少脂肪的摄取量，但与此同时，肥胖
和糖尿病患者的数量反而激增。

前面所述的米勒教授等，为了探讨餐后血糖的上升程
度——GI，将餐后两个小时之内的血糖上升程度用图表显示
出来，进行相关研究，阐明血糖上升与摄取的营养素之间的
关系（图5）。

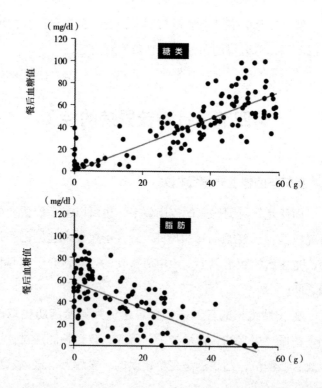

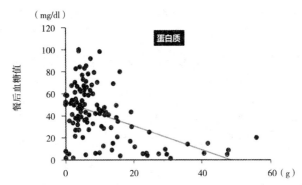

图5　摄取的营养素与血糖上升的关系

（Am J Clin Nutr 2011, 93: 984-996）

使餐后血糖上升的只有糖类，食用脂肪和蛋白质越多，餐后
血糖越不易上升。

　　结果表明，糖类与血糖上升成正比，脂肪与血糖上升
成反比[35]。也就是说，食用糖类越多，越会导致餐后血糖上
升，食用脂肪越多，反而不易使餐后血糖上升。而且，食用
蛋白质多，也不易使餐后血糖上升。

⚡ 抑制餐后血糖上升的脂肪和蛋白质

　　由于人类的能源只有糖类、脂肪及蛋白质，卡路里可合
计为这三者的营养素。

　　●卡路里=糖类+脂肪+蛋白质

　　卡路里摄取量的多少，的确是影响体重的一大要素。仅
从这一点来看，可能普遍会认为，限制脂肪和蛋白质的摄取
量会更好吧。

　　但与此同时，所谓造成肥胖的血糖值却随着脂肪和蛋白

质的摄取而受到抑制。因此，想要管理血糖的话，不该进行控脂。

所谓血糖上升，就是因为没有了脂肪和蛋白质对血糖值的抑制作用，只剩下了糖类的结果。

●餐后血糖＝糖类－（脂肪＋蛋白质）

至此，可以说明，由于摄取脂肪和蛋白质导致代谢加快，上升的卡路里量并不单纯与体重的增加有关。

第五节　如何思考脂肪的性质

撤销脂肪摄取量上限的美国

在2015年的《JAMA》（美国医学会杂志）中，《2015年版美国食品摄取标准》（为增进国民健康，预防慢性疾病制定的饮食标准）的解说论文中记载如下[36]。

"胆固醇摄取与血液中胆固醇的浓度及心脏病发病率无关，不必对其进行限制。"

"即使限制了总脂肪摄取量，也无法降低心脏病的发病率。控脂无法预防肥胖症。应撤销脂肪摄取量的上限。"

"如今的美国国民应该理解，控脂没有任何健康上的益处，即使脂肪占摄取卡路里比率在35%以上，摄取脂肪仍显示有益健康。"

进一步断言："根据在此之前美国政府推崇的控脂方

针，许多食品生产商在市面上推出了从营养学角度存有疑问的商品。如今是改变这种状况的时候了。"

但是，记载此解说的塔弗茨大学的莫扎法力安教授认为，并非是对所有的脂肪都不限制，对于饱和脂肪酸以及反式脂肪酸应加以限制。

因此，今后对于脂肪的性质，我认为应该认真思考。

🎯 脂肪酸的构造和分类

脂肪有胆固醇和中性脂肪，但是，一天摄取的胆固醇，最多只有数百毫克。从摄取脂肪的性质看，一天内摄取数十克中性脂肪，是存在问题的。

尤其是构成中性脂肪的脂肪酸的性质（由于中性脂肪是通过甘油这种成分使3种脂肪酸结合而成的产物，也被称为甘油三酯）。

在脂肪酸中，包括没有不饱合键（双键）的饱和脂肪酸以及有双键结构的不饱和脂肪酸。不饱和脂肪酸分为两种：一是，只有一个双键结构的单不饱和脂肪酸；二是，有两个以上双键结构的多不饱和脂肪酸。尤其是多不饱和脂肪酸，根据双键位置的不同，可以分为 ω−3 多不饱和脂肪酸和 ω−6 多不饱和脂肪酸。

关于如此复杂的构造，请在图6中仔细确认：①饱和脂肪酸；②单不饱和脂肪酸（ω−9）；③ω−6 多不饱和脂肪酸；④ω−3 多不饱和脂肪酸四种类型。

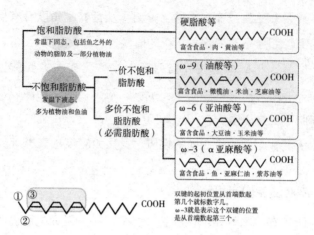

图6   油中包含的脂肪酸的构造和分类

日本人应该积极摄入动物脂肪的理由

首先，让我们思考一下莫扎法力安教授作为问题提出来的饱和脂肪酸。饱和脂肪酸通常含有较多动物性脂肪，常温下多呈固体，用"脂"而并非"油"来表示。

的确，在欧美的观察研究数据中，由于饱和脂肪酸的摄取量越多，心脏病发病率越高，我们可以明白莫扎法力安教授想要说"希望限制饱和脂肪酸"的心情。

但是，在2016年写成论文的Minnesota Coronary Experiment研究[37]中（图7），在减少饱和脂肪酸的人群中，非但没有预防心脏病，反而总死亡率提高了。与此完全相同的数据，在2013年的Sydney Diet Heart Study研究[38]

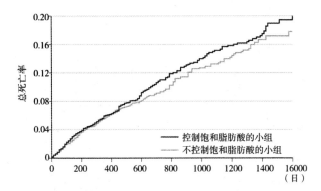

图7 饱和脂肪酸（动物性脂肪）的摄取量与总死亡率
（BMJ 2016，353： 11236）
限制饱和性脂肪酸（动物性脂肪）的小组，总死亡率上升
了。

中也被呈现。用多不饱和脂肪酸替换饱和脂肪酸，根据场合
不同，心脏病和死亡率有所增加。

　　因此，日本人可以明确，饱和脂肪酸的摄取量与心脏病
的关系并不明确，与脑溢血的发病呈明显的反比[39]。**也就是
说，即使日本人摄取动物性脂肪，也不会罹患心脏病，不如
好好保护自己，从脑溢血中幸免吧**（图8，9）。

　　对于我们日本人而言，不应该控制"饱和脂肪酸=动物
性脂肪"。

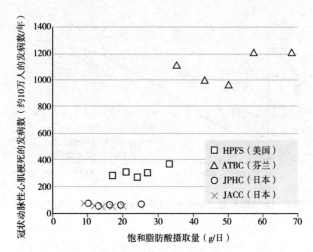

图8   动物性脂肪（饱和脂肪酸）与心肌梗死

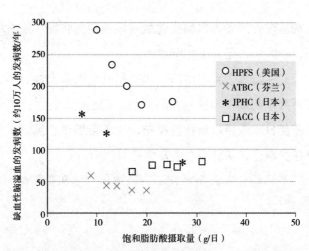

图9   动物性脂肪（饱和脂肪酸）与脑溢血

（Eur Heart J 2013，34：1225-1232）

⚡ 增进健康的单不饱和脂肪酸与ω-3多不饱和脂肪酸

单不饱和脂肪酸几乎是构成橄榄油的全部要素。单不饱和脂肪酸根据碳链的长度分为几个种类。有名的是油酸。很多读者也会有油酸和橄榄油对身体有益的印象吧。

事实上，指导地中海饮食的西班牙研究小组[40]，一周内在推荐使用1升橄榄油后，心脏病和脑中风的发病率与控油的情况相比减少了30%。我认为，目前反对"积极摄取单不饱和脂肪酸"的人几乎不存在了。

ω-3多不饱和脂肪酸作为鱼油名气很大。EPA和DHA这样的青背鱼的鱼油，常作为保健品被售卖，也是因为大家认为它对健康有益。

实际上，由于EPA的单独用药，日本人的高胆固醇患者的心脏病得到了预防[41]，由于EPA和DHA的混合用药，欧洲人的心脏病患者死亡率下降了[42]。这些都是令人欣喜的数据。

唯一的问题是，ω-3多不饱和脂肪酸易受损。在我介绍过的研究中，也有为了不使EPA和DHA酸化而制成胶囊的药品。

近来，同样作为ω-3多不饱和脂肪酸，富含α亚麻酸的苏子油和亚麻仁油颇受欢迎。但是，对于不遮光长期搁置的α亚麻酸的摄取，能否得到前面所提的那些益处尚未可知。**如果购买苏子油和亚麻仁油的话，最重要的是，购买后马上吃完。**

存在评价分歧的ω-6多不饱和脂肪酸

与饱和脂肪酸相同，不同的研究者，在评价上大相径庭的是，在玉米油等食用油中含量丰富的ω-6多不饱和脂肪酸。

刚才介绍的两个研究中，不管是在Minnesota Coronary Experiment中，还是在Sydney Diet Heart Study中，都在减少饱和脂肪酸的同时，增加了亚油酸的摄取。

其结果是，由于受试者的心脏病发生率和死亡率有所上升，有的医生认为，像亚油酸这样的ω-6多不饱和脂肪酸是危险的。

另一方面，也有数据显示，ω-6多不饱和脂肪酸的摄取量与心脏病并不相关[43]，如今我认为不能一概而论。

要谨慎对待反式脂肪酸

除了此前探讨的饱和脂肪酸、单不饱和脂肪酸、ω-3多不饱和脂肪酸和ω-6多不饱和脂肪酸之外，脂肪还包含其他种类。

例如莫扎法力安教授否定了的反式脂肪酸。反式脂肪酸并非根据碳链的数量，而是根据碳链的结合形式来分类的。

在我们的身体中，脂肪酸以普通的"顺式"形式结合。但是，如果将不饱和脂肪酸人工饱和化，会得到比例为1:1的顺式型和反式型脂肪酸（图10）。以反式的形式结合形成的脂肪酸就被称为反式脂肪酸。

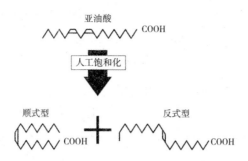

图10　将不饱和脂肪酸人工饱和化可以得到　反式脂肪酸

将不饱和脂肪酸人工饱和化，会得到比例为
1∶1的顺式型和反式型脂肪酸。

　　一旦有了反式脂肪酸，对周围顺式配列的脂肪酸不利，由于无法在细胞表面自由移动，普遍认为反式脂肪酸与动脉硬化症的形成有关。即使是认为应该积极摄取大量脂肪的我，也觉得应该限制反式脂肪酸的摄取。

　　人们普遍认为，反式脂肪酸主要是人造黄油和起酥油。但是最近，油脂生产商针对反式脂肪酸，也花费心思制造了商品。因此日本政府认为，日本的一般市民没有必要像美国那样谨慎，即使不怎么在意反式脂肪酸也没关系。这就是如今反式脂肪酸的含量并未被明确标记的原因。

🗲 能预防老年痴呆的中链脂肪酸

　　近来，中链脂肪酸（MCT油）也变得有名，因为它给人留下了对身体有益的印象。中链脂肪酸的命名与有无不饱合双键及其结合形式无关，而是根据脂肪酸的碳链的长短来分类。一般情况下，可以叫做脂肪的就是长链脂肪酸。根据碳链长短按顺序被称为短链脂肪酸、中链脂肪酸和长链脂肪酸。长链脂肪酸即使在肠道被吸收也无法立刻进入血管，需附着淋巴流动。由于淋巴的流动与血流相比极其缓慢，餐后血液中的中性脂肪通常来说最多上升30毫克（一般空腹时不足150毫克，餐后不超过180毫克）。

而中链脂肪酸具有在肠道内被吸收后直接进入血管的性质，可以整个被输送到肝脏。肝脏一旦流入大量的脂肪酸，就会产生酮体这种物质。关于酮体，我会在后面的章节详细论述。现在也有理论认为，酮体有保护大脑的效果。因此，MCT油具有预防老年痴呆症效果这个假说，还在验证当中。

作为富含中链脂肪酸的食品，椰子油当仁不让。我个人并非十分强烈推崇中链脂肪酸，但我认为，喜欢的人（或者适合椰子油风味的料理）不妨积极地享用。

💢 多吃油会如何？

那么，在如今渐无油脂摄取上限的营养学中，食用过多真的不会产生任何后果吗？答案是，基本不会。

我们的身体作为能源利用的主要是葡萄糖和脂肪酸。如果利用葡萄糖作为能源燃烧时，利用氧生成二氧化碳的比例为1：1。而利用脂肪酸作为能源燃烧时，利用氧生成二氧化碳比例为1：0.7。

　　按照这个原理，通过调查能源燃烧时使用的氧和生成的二氧化碳的量的比例，我们能够在一定程度上知道，我们的身体是在使用葡萄糖还是在使用脂肪酸。

　　人类的身体本来稍微偏向于燃烧脂肪酸，人在食用了大量油脂后，其燃烧脂肪酸的比例就会增加。葡萄糖在构造上比脂肪酸更适合作为能源，可优先供红细胞以及大脑使用。

　　简单而言，就是说，**如果食用过多的油，你就是更多地使用油＝脂肪酸来生活，你就会变成更易燃烧油脂的体质。**

　　补充：接受肝脏和胆囊手术后患者，及摄取油脂会导致腹泻的人除外。不过，即使是这类人士，术后时间越长，可食用的油脂量也会增加。只要不腹泻，可以摄取大量的油脂。

03 第三章
思考三大营养素的比率

第一节　把握卡路里的难度

⚡ 能否准确计算卡路里

正如前文所提，我们自认为摄取的卡路里量和实际摄取的卡路里量是有差距的。

在此基础上，这里有个智力问答。

有个人到铁板烧店点了100g的牛里脊肉，那么有多少卡路里呢？

①136千卡；②177千卡；③238千卡；④270千卡；⑤317千卡；⑥456千卡

正确答案是…

实际上，这些答案都是对的。很抱歉，这是个刁难的问题。

虽然都是100g牛里脊肉，也有以下的细分种类：

①进口牛（红肉）；②乳用肥育牛（红肉）；③进口

牛（无皮下脂肪）；④乳用肥育牛（无皮下脂肪）；⑤和牛（红肉）；⑥和牛（无皮下脂肪）

这些数值全部来源于文部科学省刊载的《日本食品标准成分表》。

虽说都叫牛里脊肉，但也分不同的种类。上文提到的6种，集中在进口牛、乳用肥育牛、和牛的"红肉"与"无皮下脂肪"，但也有"有皮下脂肪"以及高卡路里的种类。把这些包括在内，同样是牛，同样是里脊肉部分，同样的100g，由于脂肪的附着方式不同，实际上有9种卡路里。

🏃 卡路里的混乱猜测

根据消费者厅的"基于食品表示法的营养成分指导准则"，即使是同一种动物，雏鸡和成鸡，羊羔和成年羊，进口牛与和牛、乳用肥育牛，天然鱼和养殖鱼，初鲣鱼和回归鲣鱼，种类不同，所含的卡路里量也有很大的差别。

尽管如此，在如今的卡路里控制中，对此完全未做区分。**即使想看看简单的卡路里表来进行计算，似乎基本上也是瞎猜。**

根据这个消费者厅的指导标准（虽说与以前的厚生劳动省的指导标准一样），就连被问责的食品生产商，对于卡路里的表示，都允许其有多于或少于20%的误差。也就是说，提供所谓 "2000千卡"的一日餐食，本来就允许其有1600～2400千卡范围内的误差。

也有明明每天严格控制摄入1200千卡，却怎么也难以减重的情况。不难想象，可能是由于误差，实际上没能控制在1200千卡以内。

据此可知，正确把握卡路里的难度超乎想象。

第二节　三大营养素的比率是如何被决定的?

⚡ "正确的营养平衡"的违和感

由于难以把握摄入的卡路里，只能说，把握三大营养素的比率也是非常困难的。因此，对于现在提倡的"吃饭时思考一下三大营养素的比率吧"这种话，我觉得极有违和感。之所以如此，首要理由就是，这个根本无法计算。

身体从蛋白质、脂肪、糖类这三大营养素中获得多少能量,叫做PFC [P=protein（蛋白质），F=fat（脂肪），C=carbohydrate（碳水化合物，糖类）] 平衡或者三大营养素比率，但是**究竟怎样的PFC平衡对于多数人来说是最佳的，直到现在也尚不知晓**。这也是我有违和感的第二个理由。

我坚信，唯有和缓的限糖饮食能给广大日本人带来健康，是最佳饮食法。那么，脂肪和蛋白质的比率应该如何呢?很遗憾，对此并没有答案。如果被患者询问，我会回答"请您去超市选择特卖的肉和鱼吧，这些会决定您当天的脂肪和蛋白质比率。没必要自己考虑这个比率。"

然而，还是有人会被灌输如下想法："碳水化合物50%～60%，脂肪20%～30%，蛋白质15%～20%，有益健康"。

如今，PFC平衡作为"正确的营养平衡"被广泛认知，并被普遍传播。在证据的重要性尚未得到认识的时代，以日本人的平均饮食为基础，能适当摄取的营养大概就是这些吧，总感觉是个被固定下来的数字。针对这个数字的危险性，我要说明一下。

⚡ PFC平衡是被如此规定的

正如前文所说，被普遍推崇的PFC平衡是碳水化合物50%～60%，脂肪20%～30%，蛋白质15%～20%。这个数值也被刊登在很多营养学教科书上。甚至在当今最权威的营养学指导准则《日本人饮食摄取基准》中也记载着碳水化合物50%～65%，脂肪20%～30%，蛋白质13%～20%。

但是，如果知道这个比率是被如何决定的，各位就会理解它是多么荒谬。

首先，卡路里是我们活下去的必要之物。所以，首先将基础代谢量乘以身体活动系数，求出一天必需的能量值。然后，将总能量分配给蛋白质、脂肪、碳水化合物，首先得到的是蛋白质。

蛋白质是由氨基酸结合组成的物质。氨基酸中有我们人体能合成的和不能合成的。不能合成的氨基酸必须通过饮食摄取，被称为"必需氨基酸"。从"尽可能要吃必需氨基酸"的观点出发，就能确定蛋白质摄入量的最低值。而且，曾有观点认为，过量摄入蛋白质，有可能对肾脏造成损伤，所以也被规定了上限。于是，蛋白质的比率被确定为13%～20%。

脂肪也有必须要食用的"必需脂肪酸"。必需脂肪酸身体无法合成，所以一定要通过饮食摄取，以此来确定脂肪酸摄入量的下限。另一方面，曾经有过量食用脂肪造成动脉硬化症的传说，因此，比率被大致确定为20%～30%。

因为PFC总值必须达到100%，剩下的部分就是被认为最安全的碳水化合物值，大约是50%～65%。

而且，脂肪上限的30%这一数值，据说是以欧美脂肪限制饮食的定义为标准的。通过采取这样的比率，对日本人是否也有某种益处，尚无此类研究报告。

现行的《日本人饮食摄取基准》的前一版的2010版中，脂肪的上限是25%。这个数值是基于"日本人脂肪摄取量的中间值"。比如说99个人按身高排列，第50个人的身高就是中间值。即使日本人过多摄入脂肪的人数达到了一半，也并未发生健康问题，那么为什么把脂肪摄取的中间值设定为上限呢？令人遗憾的现状是，连日本最权威的指导准则也没有逃出"控制脂肪可以预防动脉硬化症"的学说。

PFC平衡＝正确营养平衡，就是被这样基于非常暧昧的理由被规定的。

这种所谓"正确的营养平衡"的推崇，其效果并未得到科学的论证，而且原本就无法把握，只能让日本国民受苦。

⚡ 蛋白质与油——被撤销的上限

2013年，美国糖尿病学会断言"即使限制蛋白质，也并不能保护肾功能"，另外还断言"不存在理想的三大营养素比率"。

对于脂肪，现在的美国饮食摄取基准认为，"本来，油的摄取量就与营养学无关"。

"过度食用蛋白质会损伤肾脏""过度食用脂肪会使动脉硬化症恶化"，对各营养素过剩摄入的担心，现在已经成为过去的事了。所以，曾经被强烈推崇的营养素比率的概念也完全崩塌了。

然而可悲的是，日本糖尿病学会的指导标准，至今却依然把碳水化合物的比率50%～60%作为最重要的设定，并且仍然在推崇限制脂肪。

曾经，很多国家的营养学教科书针对一般市民推荐碳水化合物比率为50%～60%时，国际组织对此数值所附加的条件是"适当的胰岛素分泌能力与适当的胰岛素感受性"[44]。先决定蛋白质和脂肪所占比例，余下的都分配给被认为最安全的碳水化合物，但也要求碳水化合物的量不能超过人体的处理能力（胰岛素分泌能力和胰岛素敏感性）。

再者，糖尿病的两大病因是胰岛素分泌能力低下和胰岛素敏感性低下。也就是说，对于原本这些能力就低下的糖尿病患者来说，分配这样的碳水化合物比例本身就是不合适的。

根据《日本人饮食摄取基准》，日本男性一天所需的能量大约为2650千卡。现在基于日本糖尿病学会基准的饮食疗法，摄取卡路里应减少至1600千卡，如果让其摄取55%的碳水化合物，剩下的由脂肪和蛋白质来分担的话，是否能摄取人体必需的蛋白质和脂肪量，就成了问题。

尤其是那些无论如何都想控制卡路里的人，若被现行的三大营养素比率所左右，可以说是很危险的。

再次重申，卡路里的总量是不可能正确把握的。蛋白质和脂肪也没有必要设定上限。所以，现存的PFC平衡已经毫无意义。如果被曾经的PFC平衡所左右而进行卡路里控制，很容易造成蛋白质和脂肪的摄入不足，很可能引起营养学上的问题。

第三节　可以不必考虑卡路里和营养素平衡

⚡ 和缓的限糖就是控制卡路里

蛋白质和脂肪作为食物，无法区分的情况很多。例如，附着脂肪的肉或鱼，是无法区分蛋白质/脂肪的。根据这样的观点，考虑蛋白质和脂肪的比率，可以说从根本上就是毫无意义的。

"不考虑蛋白质和脂肪的上限，好好吃饭"。只要这样想，并且有意识地减少卡路里、控制糖类即可。

很多研究指出，只要控制糖类，即使吃得很饱，结果也大都能控制卡路里[45]。也就是说，无论如何都想控制卡路里的人，也只要采用和缓限糖饮食法即可。

🧭 现代人的运动量无法完全消耗的糖类

从古至今，日本人最先关注的是，要吃饱像米之类的碳水化合物，而肉等蛋白质的摄入量并不充足。

在过去的话，也许这样也不错。因为与现代人相比，以前的日本人要干很多重体力活，可以推测摄入的糖类都被身体完全消化了；而且，肌肉也得到充分锻炼，即使蛋白质摄取少，肌肉减少，却能增强肌肉的力量[46]。过去的日本人虽然身体矮小，却有很强的肌力。

但是，现代人的运动量无法完全消耗糖类，这样的运动量更不能增强肌肉和肌力。

而且，日本人处理糖类的胰岛素分泌能力也比欧美人更弱。因此，以我们的经验推断，**现状是七到八成的成年日本人都有餐后高血糖。**

04 第四章
思考酮体的意义

那么，说到控制糖类的饮食，不可避免的问题是如何思考酮体。

有学者认为，唯有极端的限糖饮食时产生的酮体，对身体才是有益的。但是，另一方面，因为有引起被称为代谢性酸血症的急性并发症风险，也有学者（包括我在内的很多糖尿病专业医生）主张应该避免酮体的产生，两方一直在进行长期直言不讳的争论。

最近，这个争论被推上了风口浪尖。

由于有产生酮体的可能性，一直被认为应该限制使用的糖尿病治疗药——SGLT-2抑制剂，据说有惊人的临床效果。

此章，我想谈谈SGLT-2抑制剂的治疗功效，同时说说现阶段我个人对酮体产生的理解。

第一节 生成酮体的药物之惊人效果

🔘 SGLT-2抑制剂（钠-葡萄糖协同转运蛋白2抑制剂）

SGLT-2是只存在于肾脏近曲小管的一种蛋白质，作用是对尿里流失的葡萄糖进行再吸收，使其回到血液中。

SGLT-2抑制剂就是抑制SGLT的这个功能，所以服用后尿里的葡萄糖就会不断流失。这样的话，葡萄糖就和尿一起被排出体外了，因此能改善高血糖症状。

这种药的特点是，空腹服用也会让葡萄糖从尿中流失，一旦服用就会引发低血糖。一旦造成低血糖，肝脏就必须不断产生葡萄糖，因此身体会产生叫做胰高血糖素的激素，以提高合成葡萄糖的速度。

胰高血糖素同时会发挥另一个作用，即动员脂肪组织中的脂肪，使其进入肝脏生成酮体。

酮体一旦生成，平常只使用葡萄糖作为能量的脑细胞，取而代之将使用酮体作为能量。也就是说，胰高血糖素通过制造在脑中可使用的酮体，使大脑节约葡萄糖。

通常，我们每天食用大约300g糖类，一旦使用SGLT-2抑制剂，100g左右的葡萄糖就会在尿中流失，理论上还剩余200g左右的葡萄糖。本来，如果每日摄取的糖类量控制在50g以下，酮体就不会产生。但是，如果使用SGLT-2抑制剂，即使可利用的葡萄糖还剩余200g，酮体也会产生。

🔋 竟然能减少32%的死亡率

据报告称[47]，2015年有研究结果显示，由于服用SGLT-2抑制剂，三年的死亡率变成了原来的0.68倍（译者注：死亡率降低了）。这个数据调查来源仅限于糖尿病患者中曾有心脏病的人，尚不知是否普遍适用，但确实是令人吃惊的数据。

糖尿病通常从发病到因并发症死亡，大概需要数十年时间。至今为止的糖尿病治疗，都是在利用这段长久的时间，努力在减少死亡的风险。只用三年就使死亡率减少了32%，这在糖尿病治疗史上前所未有，所以SGLT-2抑制剂的高疗效被世人所知。2016年又有研究结果称，SGLT-2抑制剂能减少肾脏疾病发生率[48]。

SGLT-2抑制剂降低血糖值的功效与其他的糖尿病治疗药没有什么区别，但是，为什么SGLT-2抑制剂会有如此神奇的脏器保护能力？糖尿病治疗的相关人士均感到不可思议。

对此疑问，2016年，意大利著名糖尿病医生费拉尼尼提出了一个假说[49]，可称之为饥饿基质假说（＝"酮体假说"）。

🔋 酮体能恢复脏器健康？

氧在被输送至脏器时，根据耗能的物质不同，一个氧分子所制造的能量是不同的。

利用葡萄糖作为能源时能产生较多能量，利用脂肪作为能源时所产生的能量较少。人患糖尿病后，因为机体细胞无法从血液中充分吸收利用葡萄糖，机体则偏向于分解脂肪作为能源。结果是，与健康人相比，糖尿病患者消耗相同的氧，但产生的能量却不多。

但是，如果能源变成酮体，就能回到与糖类同等水平的能量生产量。一旦能获得很大能量，心脏的收缩力就会上升，肾脏就会恢复健康。这就是费拉尼尼医生设立的假说。

肯定酮体的这个假说，也对世界产生了巨大冲击。因为，至今为止糖尿病医生都认为酮体是可怕之物。

反驳酮体假说

但是，不久，美国一流医学杂志《细胞·代谢》刊载了反驳费拉尼尼先生酮体假说的论文[50]。

该论文主张，对于酮体的能量假说，不能如此简单地下结论。

论文主要内容是，本来，相比于葡萄糖，心脏的营养来源更多依靠脂肪酸，从心脏利用营养的观点出发，难以断言这次的治疗效果归功于酮体。

从这个意义上，SGLT-2抑制剂为何有如此程度的脏器保护力，对此尚无明确回答。糖尿病医生中也有人说"也许酮体对身体好吧"。目前仍是混乱不明的状态。

第二节   为何酮体曾给人负面印象？

🌀 生酮饮食与减重效果

为什么直到现在糖尿病医生依然持有"酮体是可怕的"印象呢？我们来探讨一下对酮体酿成负面印象的原因。

酮体是在一天50g以下这样的极端限糖时，肝脏判断身体已陷入饥饿状态，于是制造出酮体。实际上，酮体不是一种物质，而是乙酰乙酸、β-羟基丁酸、丙酮这三种物质的总称。

严格控制糖类的摄取量，促使产生酮体，这种饮食叫做"生酮饮食"。

首先，请看图11显示的"生酮饮食"与"非生酮和缓限糖饮食"减重效果的比较试验结果。

图11中■表示的是极端限糖=生酮饮食，○表示的是和缓限糖=非生酮饮食，两者持续进行情况下的体重变化[51]。

观察期间，在体重方面，和缓限糖饮食的减重幅度大，但两者并无太大差别。但之后的跟踪调查显示，和缓限糖饮食具有极大的减重效果，并且具有同样的减脂效果。

非生酮饮食可以食用的东西多，容易坚持。与此相对，只能食用非常有限食物的生酮饮食，如果坚持不下去就会反弹。

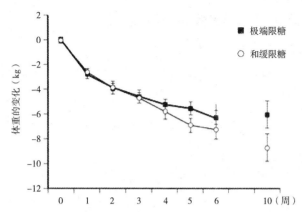

图11　生酮饮食与非生酮和缓限糖饮食的体重和体脂变化

(Am J Clin Nutr 2006，83： 1055-1061)

酮体与坏胆固醇的关系

一旦进行和缓限糖，每追加一周，坏胆固醇（低密度胆固醇）就会减少，这也是很明显的。但是，极端限糖饮食不会减少坏胆固醇[51]，血液中的酮体浓度和坏胆固醇值成正比。

肥胖者一旦减重，虽然坏胆固醇值容易降低，但在生成酮体的那种极端限糖情况下，坏胆固醇值却没有降低。原因是，酮体的前体物质和胆固醇的前体物质完全相同。

可以预见，如果生成酮体，胆固醇的合成也会自然而然地增加。由于减重而造成的胆固醇降低，与因生成酮体而造成的胆固醇增加，彼此相抵，结果不就持平了吗？

也有其他论文指出，生酮饮食可能会让坏胆固醇的浓度升高[52]。现在，形成了"生成酮体=增加坏胆固醇"这种负逻辑。

⚡ 极端控制饮食会降低血管内皮功能

再者，还有因增加酮体使血管机能恶化的风险。有报告称，极端限糖会急速降低血管内皮功能，而和缓限糖却能使其恢复[53]。

但是，最近也有人主张，与血管内皮机能相关的并非酮体本身，而是精神状态[54]。

不仅是生酮饮食，进行极端的饮食疗法的人（被强制的人）大多有抑郁倾向。一旦被逼无奈控制饮食，就会哀叹着"唉，今天又只能吃这种东西"，一直会被这种阴郁心情所支配，让血管状况恶化的，可能就是这种精神状态。

不单单是生成酮体的限糖，控制卡路里也好，控制脂肪也罢，在极端情况下也可能会降低血管内皮机能。

但是，与此相反，也可以这样说，自身主动愿意严格控制饮食的人，有可能血管不会受损。即使吃得单调，心情也不会低落，"今天酮体也生成啦！干得好！"抱有这种积极心态的人，血管内皮机能就可能不会变差。

⚡ 酮症酸中毒与心源性猝死

1型糖尿病人自身无法产生胰岛素，极少有肝脏无限制持续制造酮体的情况。于是，身体逐渐酸性化，有时会陷入酮症酸中毒状态，引起危及生命的严重意识障碍。推崇极端限糖的阿特金斯饮食法[55]被引进时，报告称有酮症酸中毒的病例。但是，与进行过阿特金斯饮食法的人相比，病例报告的数量太少，不能判断是否真正具有因果关系。

另有报告[56]称，生酮饮食有可能引起威胁生命的并发症。据说有引起心源性猝死的危险。该报告指出，血液中的酮体浓度与心电图中被称为QT间期的延长有关，它会引起危险的心律不齐（所谓的心脏麻痹），进行生酮饮食的人容易发生心脏麻痹[57]。

虽然有这样的论文，但也有论文[58]提出，即使进行生酮饮食也不会引起QT间期延长。结果，与酮体对血管内皮机能的影响一样，也无法证明酮症酸中毒与心脏麻痹存在确切的因果关系。

酮症酸中毒也是如此，生酮饮食与猝死关系的研究，也仅限于病例报告。仅凭个别案例，无法明确其食用的东西是造成死亡的原因。针对这种情况，只有等待今后的（尽量以日本人为对象的）研究报告。

⚡ 酮体与胎儿畸形问题

还有一个与酮体相关的问题，必须要进行探讨。就是关于酮体是否有可能诱发畸形。据报道，孕妇的体内一旦产生酮体，就有可能引起胎儿畸形。

最初提出此点的是，1991年刊载在美国医学杂志《新英格兰医学杂志》上的一篇论文[59]。其内容是，到妊娠期第三期（第28周以后），母体血液中的酮体浓度与所生孩子两岁时的精神发育状态水平成反比。酮体浓度高的母亲，生出了精神发育程度低的孩子。除了此篇论文，还有报告提到，被人为提高血液中酮体浓度的雌鼠，很容易生出畸形的小鼠，所以绝不能让孕妇产生酮体。

对此，妇产科医生宗田哲男先生2015年出版了名为《酮体拯救人类》（光文社）的著作，提出孕妇的血中酮体浓度原本就很高[60]。通常认为，100μmol/L以下的酮体浓度是正常的，孕妇即使不限糖，浓度为1000μmol/L左右的人也很多。尽管如此，几乎所有的母子都健康地活着，因此，产生酮体根本不可怕。该著作得出了以上结论。

《新英格兰医学杂志》报告的母体酮体数值为170μmol/L，如果这个程度的酮体对孩子精神发育有影响，那么，结合宗田先生的主张，就应该有更多的人精神发育迟缓。再者，生产畸形小鼠的雌鼠的血中酮体，被人为地变成了极高的32000μmol/L浓度，因此，老鼠的例子或许还是放在一边为好。

另有其他论文[61]称，生产出畸形儿或者流产的孕妇，妊娠第一期（0~13周）血中酮体浓度要比正常时低。也就是说，血中酮体低才是问题。

这真让人混淆不清啊，还有更加混淆不清的呢。

有的胎儿在子宫内发育迟缓，经检查这些胎儿的脐带血，发现脐带血的酮体浓度高，血糖低。这个调查结果来自巴塞罗那某研究团队的论文[62]。

基于这些数据，现阶段我做以下解释：

1.神经发育期（妊娠第一期），酮体为神经发育所必需，此时若缺少酮体则容易引起畸形或者流产。

2.此后期间，胎儿的主要营养素是葡萄糖（和脂肪酸），酮体成为营养低下的标志。

3.前文报告中所见，子宫内发育迟缓的胎儿脐带血的高酮血症，是因为营养低下。另一论文中的高酮血症的孕妇生产了精神发育迟缓的孩子，也是由于营养低下。

4.因此，既不能说子宫内胎儿的高酮血症不是问题，也不能说胎儿以酮体为主要能源。

第三节 酮体到底好不好？

🌀 关于酮体的结论

读者们读到此处，大脑可能很混乱。混乱也是正常的。可以说，目前对于酮体的评价，是诸多说法掺杂的混乱状况。

一方面，有论文认为酮体是危险的，也有论文指出断定危险是毫无根据的，还有的论文索性主张其对健康有益。

有论文指出仅仅增加一点点酮体就危险，另一方面，也有论文主张即使相对较高程度的酮体也正常。如前文所述，有酮症酸中毒或是猝死、引发畸形的报告，但都是病例报告，不能证明因果关系。

2016年举行了第一届"营养学上的酮体产生（nutritional ketosis）会谈"。会谈提出了酮体可能对阿尔茨海默病、帕金森病等神经系统疾病，癌症，糖尿病等各种疾病有疗效的观点。但是，对于癫痫病以外的疾病，酮体的效果还没有充足的临床数据。

在此情况下，我现在只能说"关于酮体，还未能得出结论"。

尚不知晓极端限糖的生酮饮食，是否比和缓限糖饮食更有利，极端限糖到底是否危险也尚不明确。

不过，我认为，越是推崇生酮饮食的人，越应该进行批判性的推敲，认识其可能存在的缺点，为确保其安全性，必须考虑应对方法。

🗲 用于癫痫治疗的生酮饮食

对于生酮饮食，唯一能确定的，我必须要说的是，生酮饮食对癫痫治疗是必不可少的。

为了能妥当管理接受生酮饮食疗法的癫痫病患儿，国际研究团体提出了忠告（劝告）。建议在进行生酮饮食时，同时摄入多种维生素、矿物质等营养补充食品[63]。

将糖类摄取量控制在每天50g以下的生酮饮食，基本不能吃洋葱、胡萝卜等含糖量多的蔬菜。也有人说只能吃西兰花和花椰菜，还有人建议完全舍弃蔬菜，只食用肉（meat）、蛋（egg）、奶酪（cheese）这样的MEC饮食。

如此这般将生酮饮食进行到底，就变成了并非"限糖饮食"，而是不能充分摄取食物纤维的"控制碳水化合物饮食"。因此，单纯靠吃饭无法得到充足的维生素、矿物质，甚至钙、维生素B也不充足，就需要补充营养补助食品。

研究团体还推荐，应检查体内的左旋肉碱是否充足。左旋肉碱的作用是把脂肪酸运送到其消耗的场所，即线粒体内。一旦生酮饮食减少了左旋肉碱，就无法将脂肪酸作为能量消耗掉。

并且，滋贺县立小儿保健医疗中心的医生们出版的《从酮食的基础到实践》（诊断与治疗社，2011）一书中，指出了生酮饮食的诸多副作用。书中还提到，通常情况下，生酮饮食应在几年内结束，虽然有些疾病需要终生进行生酮饮食，但目前还没有充足的数据。由于生酮饮食很难坚持，半途而废的人也有很多。

此书的"序言"明确指出，"有时也会看到'酮食没有药物疗法那样的副作用'这样的见解。但是，因为基础疾病及合并用药，该疗法也有可能具有严重的副作用。如果没有精通酮食的医生指导，让人放心的酮食就无法持续。"

重申一遍，越是推崇生酮饮食的人，越应该进行批判性的推敲，认识其可能存在的缺点，为确保其安全性，必须考虑应对方法。

🔅 营养补助食品与油脂

那么，可能就会有这样的想法。如果酮体自身完全没有问题，或者酮体有益的话，就不用依赖让人精神不振、只能食用有限食物的极端限糖饮食了，只要用营养补助食品来摄入酮体即可。

不行！老实说，我完全没有这种想法。但是，实际上，有研究团队正在进行酮体营养补助食品的研究，是英国的牛津大学和剑桥大学的共同研究团队。他们发表了一篇论文[64]，内容是，给老鼠食用他们开发的酮体营养补助食品后，老鼠的认知能力增强，走迷宫的时间缩短。

而且，他们的另一篇论文[65]提到，让运动员服用酮体营养补助食品，比提高糖原摄入量（运动前大量补给糖类的营养摄取法）时，30分钟全力骑自行车的距离延长了大约400米。也就是说，运动体能提升了。

在日本，似乎还没有大型的营养补助食品生产商出售酮体营养补助食品，但是，在美国好像已经成为了商品，不久日本国内也会出现吧。

现在的日本，不通过极端限糖而要达到产生酮体的目的，所使用的是椰子油、MCT油（中链甘油三酯）等中链式脂肪酸。

普通的油脂被人体吸收后，附着在淋巴管壁上在体内运输。与此相对，中链式脂肪酸会被直接输送到制造酮体的肝脏中。肝脏接收高浓度的脂肪酸，制造酮体的概率就会提高。

🌀 和缓限糖饮食与酮体

虽然用了很多篇幅来说明担忧酮体的原因，最新状况却在逐渐向"似乎酮体确实对身体有益"这样的方向转变。但是，毫无疑问的是，如果酮体不是由营养补助食品补给，也不是从油脂中摄取促使其产生，而是实施极端限糖饮食而生成酮体的话，就必须特别留意其安全性。

和缓限糖饮食，只要正确实施，确实是最佳且万能的饮食方法。但也有令人不安的地方。唯一担心的是，走向过于苛刻，脱离和缓限糖饮食的规定量，会变成极端限糖。

和缓限糖饮食之所以不完全抛弃糖类，规定了最低限度的摄取量，就是因为担心因极端限糖而产生酮体。

虽然酮体的优点被慢慢了解，但是，现代医学仍然不能说它是绝对正确或者绝对安全，相反也不能说绝对危险。为了回避尚无定论的酮体的产生，和缓限糖饮食在安全范围内，规定一餐糖类量下限为20g。

⚡ 关于ketogenic-diet（生酮饮食）

最近，进行通过极端限糖产生酮体的饮食，即生酮饮食，引起了热议。生酮饮食被讴歌为通过极端限糖，将身体脂肪变为能量，成为易消耗体脂的减肥方法。在商业广告中，因为大家熟悉的减肥健身房引入此法，似乎引起了高度关注。

所谓ketogenic-diet，就是生酮饮食。

重复的话，我就不再深入探讨了。但是，我们不能忘记，生酮饮食有可能提高坏胆固醇值，有可能让人精神抑郁。

05   第五章
思考和缓限糖饮食的意义

第一节   糖类过多引起的肥胖与糖尿病

本章将思考在控制卡路里和控制脂肪退出舞台后，担任健康促进饮食主角的Low carbo（和缓限糖）的意义。

糖类的本来面目

糖类分为多糖、低聚糖、双糖、单糖、糖醇五个种类。单糖就像葡萄糖、果糖那样，只单个存在。双糖就是所谓的砂糖、蔗糖、麦芽糖等，由两种单糖结合而成。结合至数百到数万个以上长度的就是多糖，其代表是淀粉。

说到糖，我们脑海中总容易浮现出甜的东西。但是，富含在大米、小麦、芋头、南瓜等东西中的淀粉，虽然不甜，也是糖类。

双糖和单糖总称为"糖类"。由于双糖和单糖都是甜的，一般从"糖"联想到的就是这种糖类。

糖醇是以自然界的某种成分为基础，人工制造出来的。

有海藻糖、帕拉金糖、木糖醇、赤藓糖等。

糖醇中存在一种物质，它或者完全不会让血糖值上升，或者即使上升了也只是轻微上升。即使这些甜味料不作为能量使用，但是，根据现在的消费者厅的规定，也必须标识成"糖类""碳水化合物"。因此，即使是零卡路里，也被含糊地标记为含糖。关于此点，希望今后有所改善。

💫 为什么会胖？

我们可以认为，所有的糖类进入体内，基本上都会转化成葡萄糖。血糖值就是血液中葡萄糖的浓度，引起血糖值上升的唯一物质，就是食物中所含的糖类。

餐后，血糖值上升，胰腺就会迅速分泌叫做胰岛素的激素，促进葡萄糖向全身的脏器输送，使其能够作为能量被利用。通常情况下，此后，血糖值就会下降，不会产生任何问题。确切地说，通常，血糖的正常值是餐前70~110mg/dl（3.9~6.1mmol/L），餐后70~140mg/dl（3.9~7.8mmol/L），吃饭引起的血糖上升，也就在30mg/dl（1.7mmol/L）左右。

但是，二十多岁时上升非常缓慢的餐后血糖，到了四十多岁，即使是健康人也会跳跃式上升。这是因为胰岛素的分泌变得缓慢，尤其是摄取大量糖类的人，血糖数值会异常上升，或是骤升骤降。也有人胰岛素分泌迟缓，血糖值上升至180mg/dl（10mmol/L）之后，又过多分泌胰岛素，引起餐后血糖值一下子过低。

血糖巨大波动会引起动脉硬化症或认知机能低下。餐后高血糖本身就会损伤身体（把这个叫做"糖毒症"），而且还会减缓胰岛素分泌。结果，高胰岛素血症促进肥胖，餐后高血糖会逐渐恶化。最终，疲惫的胰岛素分泌细胞，不只会迟缓，直至不能分泌胰岛素，就会引发糖尿病。

一言以蔽之，糖尿病就是因胰岛素分泌迟缓、不足，血糖值慢性升高的疾病。

🔋 胰岛素分泌能力

对于生物来说，糖类是最有效率的能源。实际上，从农耕推广、人口激增的人类历史中，也可以理解糖类的重要性。

以前，人类的运动量大，一天的活动消耗了摄入体内的糖类，从而达到平衡。但是，文明高度发达后，现代人的运动机会变少，体内的糖类容易过剩。

2015年，根据札幌啤酒进行的"关于饮食习惯与糖，20～60岁的千人实况调查"[66]，现代日本人一天摄取的糖类平均量为男性309克，女性332克。因为糖类摄取量过多，大部分人用一天的活动都无法消耗完。

葡萄糖作为能量未被完全使用，剩余的部分就会通过胰岛素的作用转换为脂肪，滞留在体内。体内增加了多余的脂肪，胰岛素的分泌功能会变差。为了掩盖这一点，身体又会大量分泌胰岛素，陷入了恶性循环。

最终，胰腺因制造胰岛素而疲惫不堪，导致胰岛素生成减少。于是，血糖值无法控制，就会引起慢性的高血糖，也就是引发糖尿病。

恐怖的高血糖

真正令人恐惧的是糖尿病的并发症。

糖尿病有三大并发症，由于毛细血管损伤，引起肾脏、眼睛、神经功能障碍。肾脏损伤需要人工透析，眼睛因视网膜病变会失明，神经功能障碍会引发直立性低血压、尿失禁、勃起功能障碍（ED）。

更令人担忧的是，在糖尿病患者中，各种癌症患者人数在增加，这是不争的事实。也有观点认为，胰岛素本身有可能是导致细胞癌变的原因。这个倾向也存在于还未成为糖尿病人的餐后高血糖（所谓的糖尿病预备军）。

另外，糖尿病会增加动脉硬化症的风险，也容易引起心脏病、脑中风等脑血管病和足部末梢循环障碍。

没有糖尿病的根治疗法

1994年，以法国巴赫先生为中心的团队，给患1型糖尿病的老鼠服用了叫做抗CD3抗体的物质，通过这种方法，使之成功地再生了胰岛素分泌细胞，长期地改善了高血糖。这份重要报告显示了研发1型糖尿病根治疗法的可能性，世界为之一振。

但是，老鼠的胰岛素分泌细胞本来就具有容易复活的特性。即使对人类糖尿病患者进行同样的治疗，遗憾的是，并未让胰岛素分泌细胞复活[67]。

反复进行针对动物的实验研究，探索治疗人类的方法，虽然这一点十分重要，但对于人类的应用，并非轻而易举。

根治人类糖尿病的疗法尚未发现。在尚无根治疗法的今天，我认为唯一的方法就是，杜绝由肥胖导致的糖尿病以及性命攸关的严重疾病，阻止这种多米诺骨牌效应不断发展，通过改善饮食生活（和运动习惯）阻止餐后血糖上升。

🔀 老化与糖化

除了肥胖和糖尿病外，还有其他身体表现与糖类密切相关，即老化。

但是，老化很难定义。一般而言，随着年龄增长而发生的容颜变化、身体机能的退化叫做老化，但是，并没有确切的指标。从专业角度看，决定老化的关键是细胞染色体末端的端粒长度[68]。但是，十几岁孩子的成长与老化有何不同？连这一点也没有明确定义。

显而易见的老化现象，就是皮肤色素的沉着、白发的产生、身体状况不佳、认知能力低下等，都与糖类密切相关。

食用糖类多，形成高血糖状态，体内就会产生糖化反应（glycation）。这种反应就是，多余的糖附着在体内蛋白质上，蛋白质发生功能改变，生成叫做AGEs（糖基化终产物）的物质。

🔀 糖基化终产物与氧化应激会引起什么

AGEs一旦蓄积，就会引起皮肤、头发、骨骼中胶原蛋白的断裂[69]。于是，全身老化加快，引起身体不适、糖尿病、高血压、癌症、动脉硬化等各种病症。最近发现，如果把皮肤细胞置于AGEs中，色素沉着就会加重[70]。

AGEs可以通过皮肤测定，并且，糖尿病视网膜病变[77]、肾病、神经障碍，都与AGEs有关。

而且，由于血糖激烈的上下波动，会引起氧化应激反应[72]。有报告称，氧化应激与老化、细胞癌变等有关。血糖上下波动可引起细胞死亡[73]，并且，血糖上下波动大与认知能力低下有关[74]。

第二节　全能选手：Low carbo

🔘 和缓限糖

我推荐的Low carbo就是"和缓限糖"饮食法。这是我将英语的低糖"low carbohydrate"进行略译，希望大家将其作为日常饮食法而感到亲切，因此构思出了这个词语。

简单地说，和缓限糖饮食就是以"美味快乐地享用适当的糖"为目标，将一餐的糖类量控制在20～40克，再加上含糖10克以下的甜点，将一天摄取的糖类总量控制在70～130克。

和缓限糖饮食并非完全不摄取糖类，而是要摄取规定量范围内的糖类。

有一种想法认为，不吃碳水化合物，自然就限糖了。和缓限糖饮食不同于此观点。和缓限糖饮食并非不吃碳水化合物，始终只以糖类为焦点，所以建议积极摄取包含有碳水化合物的食物纤维。

和缓限糖饮食是以和缓限糖为目的，并无其他制约。既无食量限制，也无食品种类限制和油量限制。

只要能把糖类量控制在规定范围内，就能够尽享美味，还能享用餐后甜点，是让人身心舒适的饮食法。

🏃 实践和缓限糖饮食的效果

正如第一章中所写，我自己曾经尝试通过控制卡路里来减肥，虽然一度成功减重很多，之后却有很大反弹。后来，接触到限糖的思路，并在此基础上开始和缓限糖饮食，大约减重10公斤，此后八年一直保持着学生时代的体重。

说实话，现在我的限糖非常和缓。或许是平常注意和缓限糖，减轻了胰腺的负担，提高了能量消耗力，因此，即使偶尔食用大量糖类，身体也能轻松地处理掉。

和缓限糖饮食与控制卡路里不同，以个人的感觉来说，不会让脸颊消瘦，并且，正如一篇论文[75]所说，可以减重，却不会减少肌肉和骨头。和缓限糖饮食最大的特长是，保持年轻，健康地瘦下去。

以我自身为样本，控制卡路里之前的体重，比现在要重10公斤，体脂肪率竟有25％之多。坚持和缓限糖饮食至今，体脂肪率保持在14％左右的平衡状态。

总之要"吃饱"

假设想采用和缓限糖法的人去餐厅，按照和缓限糖的规定，为减少饭量不再点其他东西，也没吃肉或者鱼，以至于没吃饱就结束了用餐。

这虽然符合将一餐的糖类量控制在20～40克的和缓限糖规定，但这种饮食方法，我只能评价为"差"。

可以想象，这种饮食法虽然减了饭量，但却没有增加蛋白质和脂肪，没吃饱就结束了用餐。因此，他就没有摄入本来应该摄取的能量。因为减少了饭量，摄取的卡路里也减少了，也许确实能够瘦下来，但是，低营养状态会削弱骨骼和肌肉，并非健康的减肥法。减少了糖类，又减少卡路里、脂肪和蛋白质，身体就会无力，最重要的是，因为太痛苦而难以坚持。

正确实践和缓限糖饮食，就是你可以将减少的饭量，增加到肉、鱼、蔬菜、鸡蛋、乳制品等菜肴上，吃得饱饱的。

甜食益脑是迷信

大脑和血液中的红细胞，基本上是以葡萄糖为唯一能源。

因此，有人担心，不管摄取多少蛋白质和脂肪，如果持续限糖饮食的话，体内的葡萄糖会变得不足，有可能损害大脑和血液，这是杞人忧天。

因为代谢糖类的肝脏，具有**糖质新生**功能。

为了不让血糖值过低，肝脏把蛋白质的代谢物——氨基酸、脂肪的代谢物——甘油、肌肉的解糖系统产生的乳酸等进行分解，总能制造出新的葡萄糖。这就是糖质新生。

优先使用葡萄糖的大脑和红细胞，每天约消耗130克的葡萄糖，但是，肝脏却可以通过糖异生，一天生成150克葡萄糖。就是说，即使一点糖也没吃，肝脏也能为大脑和红细胞提供足够的葡萄糖。

还有，众所周知，糖尿病患者肝脏的糖异生速度升高，一天能产生200克左右的葡萄糖[76]。结果，有的住院患者明明夜里什么也没吃，第二天早上的血糖值还是会升高。患者就会说"我明明夜里什么也没吃，早上的血糖值却比睡前还高。是不是检查的机器坏了？"实际上，是这位患者的肝脏糖异生的调节能力出了问题。

🔖 可以干脆忘记卡路里

和缓限糖饮食法是万能的，因此，请忘记卡路里，多吃蛋白质和脂肪，直到吃饱吧。没关系。正如之前所说，就算是尽情地吃，卡路里也不会过多。因为只要控制糖类，大量摄取蛋白质和脂肪，刺激饱食中枢，就不容易饿[77]。

但是，从控制卡路里转变为限糖的人中，容易出现极端限糖的人。

从根本上说，控制卡路里是忍耐的世界。因为只有忍耐才会被赞美，或者因为越忍耐越有好结果，忍耐就成了一种美德。如果您有这种"越做越好"的意识，就请您不要限糖了。

再温习一下，限糖与控制卡路里不同，并不是越做越好。和缓限糖饮食把一餐的糖类控制在20~40克，这种特别设定下限的做法具有很大意义。

我恳切地请大家不要忘记这一点：请千万不要过于苛刻，请享用美食直至吃饱。

⚡ 用和缓限糖饮食填饱肚子

因为和缓限糖饮食可以吃得饱饱的，是非常容易坚持的饮食方法。

一旦采用和缓限糖饮食，很胖的人也能减重很多，稍胖的人体重也能下降。而且，和缓限糖饮食的减肥具有不易反弹的特征。

另一方面，有研究结果表明[78]，采用和缓限糖饮食后，普通体型的人体重几乎没有变化，瘦的人反而会增重。

最近，在名为《与糖的交流》专辑杂志上，有如下表述："一旦通过限糖减了重，接下来，为防止过度减重，必须要摄取糖类"。如果是和缓限糖饮食，从一开始就无需考虑这些。

也就是说，所有体型的人都能达到接近理想的身材比例，而且，血糖值和中性脂肪值也能得到改善。

第三节　运动与和缓限糖饮食

如何思考运动员饮食

关于营养，在运动界有一种长期占主流的想法："糖原负荷"。长跑运动员在比赛前一旦摄取大量糖类，肌肉内的糖原（动物淀粉）会升高，就能够进行长时间运动。

与此相对，最近出现了"脂肪适应"的想法[79]。这种方法是通过平常的限糖饮食，使身体逐渐适应，能让肌肉有效率地将脂肪消耗，变成能量。

2016年，福莱克先生对采取"脂肪适应"的选手和"糖原负荷"的运动员，进行了肌肉中糖原量的调查研究。福莱克先生分别测量了运动员在进行3小时最大氧气摄取量的65%左右（中等程度）的运动之后肌肉的糖原含量，以及让他们静态休息2小时之后肌肉的糖原恢复度。静态休息时，给"糖原负荷"的运动员饮用高糖饮品，给"脂肪适应"的运动员饮用低糖高脂饮品。

结果，"糖原负荷"的运动员和"脂肪适应"的运动员，肌肉内的糖原量几乎是一样的[80]。也就是说，不管是否进行糖原负荷，结果并无区别。

三个小时的运动中，采取"脂肪适应"的运动员稳定地主要消耗脂肪作为能源。另一方面，进行"糖原负荷"的人，一开始运动就剧烈地消耗依赖糖原的能量，但是，之后可能由于糖原量下降，换而消耗脂肪作为能源。这个结果也可以说明，在"糖原负荷"的情况下，能源是不稳定的。

⚡ 糖原负荷造成餐后高血糖

在确保长期稳定的能源这个意义上，与将原本体内仅有的几百克糖原作为能源的糖原负荷法相比较，把体内数千克的脂肪作为能量的脂肪适应法可能更佳。

接下来说的并非学术论文，仅仅是我的经验之谈。在市民跑步训练班中，实行糖原负荷法的人虽然很瘦，餐后高血糖却很多见。在和缓限糖饮食的研讨会上，我们请他们分别食用一般饮食与和缓限糖饮食，并做了对比。有一位市民在食用一般饮食后，血糖值几乎上升至200mg/dl（11.1mmol/L）。他极为震惊地说："怎么会上升这么多，我一直在努力跑马拉松了啊！"。询问后得知，这位市民平常都在有意识地采用"糖原负荷法"。事实上，这样的人士很多。

可以想象，胰岛素分泌能力弱的日本人，一旦进行糖原负荷，有很大机率会引起餐后高血糖。此时，大量分泌的胰岛素使糖原不仅进入肌肉，还进入了脂肪组织。而且，血糖上升加重代谢负担，人体处理糖的能力将会不断下降，高血糖就将造成更加严重的高血糖，很可能陷入"糖毒性"的恶性循环。

⚡ 向脂肪适应转换的时机

当然，我并非全面否定糖原负荷。我认为，即使进行糖原负荷，餐后血糖值也不会提高的人，即胰岛素分泌能力强的人，这样做是没有问题的。但是，如果因为糖原负荷而引发餐后高血糖的运动员，还是进行脂肪适应更好。

脂肪适应的缺点是，身体需要一段时间来适应。尤其是平时高糖饮食的人，即使突然转换低糖饮食，也至少需要3～5天的时间，肌肉内的糖原量才会下降[81]。最近有论文[82]指出，使身体变成以消耗脂肪为主，尚不明确到底需要多长时间。我们可以考虑，脂肪适应产生效果的时间大约以1～2个月为标准。

🔊 对体重有要求的运动和按体重级别进行分级的运动

控制卡路里确实能够变瘦[83]，但是会引起能量不足，并逐渐地让肌肉和骨骼瘦削。对于运动员而言，虽然瘦也是重要条件，但是，一旦肌肉和骨骼量不足，就容易导致损伤，此点有必要引起重视。

不仅是需要大量能量的力量型运动，类似花样游泳、艺术体操、花样滑冰这些要求姿态优美的运动，运动员为了变得瘦骨嶙峋般纤细而控制卡路里，我也是不赞同的。

从事根据体重级别不同而划分级别分类的运动员，也有在比赛前进行极端控制卡路里的情况。方法就是，持续低卡路里饮食，最后临近称重时，蒸桑拿大量出汗。职业运动员为了在最有可能获胜的体重级别里进行比赛，在某种程度上而言这是无奈之举，但是即便如此，也没有人认为这种方法对健康有益吧。

运动竞技比赛的日程不是突然决定的。很多情况下，应该是从比赛前几个月开始慢慢调整状态的。因此，对于减重来说，和缓限糖饮食比卡路里控制更加有利。

因为，与削弱肌肉的卡路里控制不同，和缓限糖饮食是在不减少肌肉的情况下，减少体脂肪，能够理想地减重。为了长肌肉，需要一定量的能量和蛋白质。但是，控制卡路里不能保证必要的能量摄入，即使食用了充分的蛋白质，也很可能作为能量被消耗掉，而不会变成肌肉。

⚡ 能量利用可能性

你听说过"Energy availability=能量利用可能性"这个词吗？这是一种思考方式，就是让我们思考一下，从摄入的卡路里中减去运动所使用的能量，剩余的部分对于人体是否充足？总之，这种想法是建议，最好不要进行能量不足的、过度的卡路里控制。但是，这种想法是否在如今的运动赛场得到了充分普及，还是个疑问。

正如前文反复提到的，正确的卡路里摄取量是无法掌握的。基本上来说，无论是什么运动员，不考虑卡路里控制，只管吃得饱胞的，经常摄取充足的能量，毫无疑问，这就是安全的。

不必考虑卡路里，能吃得饱饱的和缓限糖饮食，对于运动员而言，是强有力的帮手。

🏃 展望东京奥运会

运动营养学有两个思考方向：第一个是面向普通人的营养学，对象是为了将来的健康，在生活中进行运动的大众；另一个是面向职业运动员的营养学，是以奥运会、残奥会等顶级运动员为对象的，优先考虑竞技水平提升的营养学。

面向普通人的营养学认为，和缓限糖饮食是好的选择，这一点之前已经论述过。

在此只考虑顶级运动员。至今为止占主流的糖原负荷等方法，只要与运动员的体质相吻合，确实有可能提高其竞技水平。特别是胰岛素分泌能力强的欧美人，他们即使大量摄入糖分，血糖值也有可能不会升高太多，所以他们进行糖原负荷，可能没什么问题。

但是，与欧美人相比，日本人的胰岛素分泌能力本来就很弱，因此，无论怎么想，糖原负荷法都不适合日本人，说不定还会引起餐后高血糖，影响运动技能。再者，即使运动员有不产生餐后高血糖的胰岛素分泌能力，如果他退役后继续这种饮食方法，就可能因发胖导致生病。实际上，据说奥运、残奥会选手在退役后，患糖尿病的机率很高。

现在，运动营养学在慢慢改变。我想让大家知道，有一种叫做"和缓限糖"的饮食法。采用这种饮食法，即使是顶级运动员，也能在不给身体造成负担的情况下，最大限度地提高竞技水平，退役后也不会生病。

第六章
06 普及和缓限糖饮食，改变世界

第一节　实施和缓限糖的最新信息

⚡ 和缓限糖先进城市：神户

众所周知，如今神户是和缓限糖的先进城市。无论男女老少，健康人或是病患者，他们都在致力于将神户变成幸福的城市。只要来到这个城市的人，大家都能在一张餐桌上享用美食，变得健康。

契机是我与神户面包店 "Sa Mache" 的厨师长西川功晃的邂逅。从我第一次提及和缓限糖饮食开始，西川厨师长就对我说："不只是自己的店，我希望整个城市都来参与。"

西川厨师长号召日本料理店"玄斋"的店主野直哉先生，糕点店 "montplus" 的业主、糕点师林周平先生，法国料理店"Cuisine Franco-japonaise Matsushima"的松岛朋宣先生共同加入，他们四人作为发起人开启了"神户和缓限糖饮食项目"（http://locabo-kobe.com/）。

⚡ 行政支持

现在，神户近60家餐饮店参与了这个项目。每个参加的店铺，至少提供一种神户一流厨师制作的和缓限糖食谱。

据说，神户这个城市是日本上百万个城市中，第一产业的产量最高的城市。除了有"神户蔬菜"等新鲜农产品、临海的海鲜、有名的神户牛肉、神户猪肉，还有神户乳酪，神户是能够自产自销地享用美食、健康生活的城市。

2016年9月，神户和缓限糖饮食项目进行了名为"MOVE ON"的启动仪式。现在，加盟店也在不断增加。此活动以料理人为中心，神户市和我们的"食、乐、健康协会"以支持、后援的形式加入其中。

据说，神户市的久元喜造市长看着四位发起人的名字说："他们在做的，我们必须支持啊"。

很久以前，神户就是吸收海外差异文化、风气开放的城市，它的这种积极吸收新生、优秀的事物的姿态，必将被代代相传。

⚡ 东京启动：大手町、丸之内、有乐町的举措

为了增进在东京的大手町、丸之内、有乐町地区工作的人的健康，三菱地产开展了"创造和缓限糖街道和职场"的举措。商务人士公务繁忙，每天的饮食重复着早餐吃便利店，午餐吃公司食堂，晚餐吃附近的饭馆这样的模式，三

菱地产致力于创造一种环境，使他们的员工无论在哪个时间段，都能吃到和缓限糖饮食。

到2017年6月末为止，已经有大约30家餐馆参与。三菱旗下的便利店"罗森LAWSON"摆满了丰富的和缓限糖菜单。在公司食堂方面，我们正在呼吁三菱东京UFJ银行和三菱商事参加此倡议。

企业陆续进行产品开发

商务人士进行和缓限糖饮食时，最难的是午餐。在繁忙的工作间隙，想要抽空吃饭，一不小心就容易疏忽了和缓限糖这回事。

通过刚才所说的整个城市都一起参与，这样解决午餐问题（不靠个人的努力）最让人放心。今后，我想把和缓限糖的领域进一步扩展，想要进行和缓限糖的人，不必到处寻找和缓限糖商品，在眼前的商品货架上就可以找到。

营养成分标识的现状

想要开始采用和缓限糖饮食，看看食品包装上写的食品成分，却在哪儿也找不到糖类的标识。遗憾的是，这就是日本的现状。这是因为，按照消费者厅的营养成分标识规则，作为义务，必须标记卡路里、碳水化合物量、脂肪量、蛋白质量、盐量，而食物纤维量、糖量仅仅是希望厂家标识，并未做硬性要求。

为什么食品包装的糖类标识没有被硬性要求呢？说来有

些复杂，在此详细说明一下。

营养成分表的碳水化合物量的标记，就是从食品的总重量中减掉水分、蛋白质、脂肪、矿物质后所剩下的部分。也就是说，没有直接测定碳水化合物的方法。

碳水化合物分为1克含有4千卡以上能量的和不满4卡路里的能量的。不满4千卡的多被称为食物纤维（糖醇除外）。直接测定食物纤维的方法是有的。从碳水化合物中减去食物纤维，剩下的部分就叫做糖类。

从总重量中减去各种物质的重量，得出碳水化合物的重量，然后在碳水化合物中减去难以作为能源（卡路里）被利用的食物纤维的量，所得到的值，即"成为能量的碳水化合物"，就是糖类。

文部科学省发行的大约五年修订一次的《日本食品标准成分表》中，很长时间都没有关于"糖类"的标识。这是因为，糖类是将其他营养成分进行减法后才能得出的，其本身是无法测定的。

在这个减法的算法中，水分、蛋白质、脂肪、矿物质、食物纤维，无论哪一个都包含误差。也就是说，想要正确计算糖量，不应该减去不需要的物质，而是有必要将成为能源的各种碳水化合物进行加法计算。

⚡ 2015年的大转换

2015年发行的《日本食品标准成分表2015年版（第七次修订）》中，虽然还没有叫做"糖类"的标记，但却刊载了

表示糖量的内容：葡萄糖、果糖、蔗糖、乳糖等，首次对1克含有4千卡以上能量的碳水化合物做出准确测定，并将其总和标记为"可利用碳水化合物"。目前，虽然还未对所有食品进行测定，但也是具有划时代意义的。

1963年，FAO（联合国粮农组织）和WHO（世界卫生组织）以保护消费者健康、维护食品贸易的公正为目的，共同设置了筹划和制定国际食品规格的国际性政府间组织——食品规格委员会。日本于1966年加入该委员会。**食品规格委员会规定，应该标记的并非碳水化合物（carbohydrate），而是可利用碳水化合物(available carbohydrate)。**

因此，文部科学省发行的《日本食品标准成分表》，从第七次修订版开始就是以食品规格委员会为基准的。"可利用碳水化合物"才是我们想要知道的"糖类"。按照世界标准，将其进行标记，是了不起的改革。

另一方面，至今为止，在消费者厅具有指导意义的"营养成分标识规则"中，还没有明文规定必须标记"糖类"或者"可利用碳水化合物"。但是，总有一天，消费者厅也会追随文部科学省修订这个规则吧。届时，希望能标识成"可利用碳水化合物"，这样对消费者而言，要比"糖类"更容易理解。

"糖类"中还含有类似糖醇的零卡路里物质。因为糖醇既是碳水化合物，又不是食物纤维；另一方面，零卡路里，不能被身体作为能量利用，所以糖醇不包含在"可利用碳水化合物"之内。

食品制造商的营养成分标识，（理所当然）是按照消费者厅的营养成分标识规则的，所以"可利用碳水化合物"≈"糖类"的标记方法将更加普及，一直落实到企业的商品标识，是指日可待的。

通过使用食品规格委员会标准的最新测定方法，我们了解到，有些食物的可利用碳水化合物量比以前所标记的糖类量少，所以，我在最后列举一下。左列是修订前100克食品所含糖类量的数值，右列是修订后可利用碳水化合物的数值（所有的数字出自《日本食品标准成分表2015版（第七次修订）》的"糖类"→"可利用碳水化合物"）。

	修订前		修订后
●大葱	5.0 克	→	3.6 克
●牛蒡	9.7 克	→	1.1 克
●大蒜（鳞茎、生）	21.3 克	→	1.1 克
●刀切裙带菜	6.2 克	→	0 克
●干木耳	13.7 克	→	2.7 克
●干扁桃	10.8 克	→	5.5 克
●拉丝纳豆	5.4 克	→	0.3 克
●奶酪（加工）	1.3 克	→	0.1 克
●西瓜	9.2 克	→	7.6 克
●番石榴	4.8 克	→	3.6 克
●生杏	6.9 克	→	4.8 克
●柠檬（全果、生）	7.6 克	→	2.6 克
●豆酱（淡色辣豆酱）	17.0 克	→	11.9 克

续表

	修订前		修订后
●酱油（重口）	10.1 克	→	1.6 克
●红酒	1.5 克	→	0.2 克
●白酒	2.0 克	→	1.1 克
●玫瑰红葡萄酒	4.0 克	→	2.5 克
●啤酒（淡色）	3.1 克	→	Tr［微量］
●豆乳	2.9 克	→	1 克
●纯可可	18.5 克	→	10.6 克

第二节　"和缓限糖饮食"希望
构建的社会愿景

🔄 社会将因和缓限糖饮食而改变

不管是健康人还是病人，年轻人还是老人，都能在同一张餐桌上享用同样的食谱，这个划时代的饮食方法=和缓限糖饮食法的目标是，构建卖方赢、买方赢、社会赢的"三赢"格局。

至今为止，控制卡路里是最普遍的糖尿病治疗方法，这种方法对于做饭的人来说，必须要减少好不容易准备的饭菜的量；对于吃饭的人而言，也不能尽情地享用喜欢的美食。

但是今后，如果和缓限糖饮食法得以普及，大量餐饮店将其作为正规食谱采用的话，糖尿病患者能吃光美食，餐饮店也能把糖尿病患者和普通顾客一样对待。

　　现在，日本人的6人中就有1人血糖异常；如果限定为40岁以上话，大约3～4人中就有1人血糖异常，状况堪忧。但是，换个角度看，也可以说这对食品制造商来说是巨大商机。如果开发支撑和缓限糖饮食生活的低糖美味商品，一定有广大的市场需求。

💹 医疗费、社会保障费将大幅削减

　　若"和缓限糖型"社会得以实现，就能预防人工透析、失明、ED、脑溢血、阿尔茨海默症、心肌梗死、心力衰竭、癌症等糖尿病并发症，仅是直接并发症的减少就能削减一年250亿日元的医疗费。而且，糖尿病患者的注射药、内服药的费用也能削减大约1250亿日元。**简单计算一下，仅直接的医疗费能削减总计大约1500亿日元。**

　　并且，糖尿病严重的患者需要人工透析，必须每周三次去透析医院，只好放弃工作。因此，算上生活照护费的话，**总计或许能减少数千亿日元的社会保障费。**

　　高龄老人都希望去世前不麻烦别人，健康地走过生命的最后阶段。如果和缓限糖饮食得以实现，就能大大减少卧床不起、阿尔茨海默症的风险，丰富多彩地度过后半生。

　　癌症是现代人最大的敌人，严重的糖尿病也会诱发癌症。虽不能说和缓限糖饮食法能完全消灭癌症，**但它能控制高血糖，预防糖尿病，自然也能大大减少癌症的发病率。**

　　展望未来，和缓限糖饮食也能给我们的下一代带来健

康。女性若在年轻时采用和缓限糖饮食，就能预防呈增长趋势的妊娠糖尿病，减少巨大儿、畸形儿等胎儿异常的发生率，生育的孩子将来也能拥有不易患糖尿病的体质。

不仅仅凭我这个医生的一己之力，通过企业、厨师、行政等各方人士一起携手，就有可能带领大家走向幸福，创造健康光明的未来。这就是和缓限糖饮食的目标。

07 第七章
思考"常识与脱离常识"

　　现在的我认为，和缓限糖饮食毫无疑问是"无敌"的饮食法。但是，十年前，我也曾相信限制脂肪和控制卡路里才是正确的饮食法，所以，十年前，我是不接受和缓限糖饮食法的。

　　营养学是充满各种想法的领域。在营养学上存在"正确的"（经过科学验证，证明其合适性和安全性的）饮食法与"常识性的"（未被科学验证，但每个人都认为是对的）饮食法相互混杂的状况。

　　虽不是中世纪的天动说，但常识性的东西，是不是具有科学上的正确性，谁也说不清。相反，像限糖饮食这样，十年前被视为脱离常识的饮食法，却在科学上是正确的。

　　本章就营养学的常识与违背常识，温习一下本人的想法。

第一节　食品篇

💾 水果

正如第五章第一节所说明的，糖类有很多种类，其中必须特别注意的是水果的甜度之源，果糖。

在水果、蜂蜜等物质中富含的果糖，进入人体后，在肝脏中只有20％能被转化成葡萄糖，剩余的部分仍然以果糖的形式进入血液循环。血糖值就是测量血液中葡萄糖的量，而果糖是不可能会让血糖值升高的，是所谓的低GI（血糖生成指数低）食品。因此，限糖的人一不下心就忽视了果糖，很容易产生吃水果没关系的想法。

我们经常会听到"早晨的水果是金""有水果就不需要医生了"之类的话，也有很多人认为水果是健康食品。最近，似乎还有人为了健康，或是为了减肥，早上只吃水果。

确实，果糖不会直接导致血糖值上升[84]，但实际上，它非常容易转变成中性脂肪，是容易导致肥胖或脂肪肝的糖类。**仅仅从是否容易变胖来看，果糖比砂糖、大米更加危险。**

果糖转化成中性脂肪[85]，容易附着在内脏上，有时会引起脂肪肝，削弱胰岛素的功能。而且，摄取果糖时，大脑容易产生满足感，容易形成依赖症。

再者，有论文指出，果糖直接促进肝脏合成葡萄糖，（比葡萄糖）更容易引起与蛋白质的"糖化"反应[86]，有可能比普通的糖类更容易造成脏器损伤和动脉硬化。总而言之，对果糖的摄入需要谨慎。

但是，最近，应消费者需求，出现了许多为了增加甜味而被进行品种改良的水果。这些水果比以前的水果含有更多果糖，因此，我们可以认为现代的水果基本上就是点心。

虽说如此，但生的水果富含食物纤维，也富含维他命和矿物质，所以吃水果的时候，因为我们不能改变其本质，只要控制量就行了。如果作为零食，和缓限糖饮食的甜点或零食的话，糖类不超过10克，也就大约相当于一个橘子或者一个苹果的四分之一到三分之一。

干果因为干燥后量变少，一不小心就容易吃多。干果只是浓缩了，含糖量并未变化，因此需要特别注意。含100％果汁的水果饮料，糖类也被浓缩了，也请注意饮用的分量。

异构化糖

因为甜且味美价廉，很多清凉饮料、点心等经常添加葡萄糖果糖液糖，或是果糖葡萄糖液糖和高果糖液糖。

由于广泛普及，也许有人在标记的食品成分表中看到过，但是，哪怕是一天摄取130克以内，也是需要特别注意的糖类，叫做异构化糖。

异构化糖，是用淀粉糖浆把淀粉人为地替换成果糖和葡萄糖液的甜味剂。葡萄糖含量多的叫做葡萄糖果糖液糖，果糖含量多的叫做果糖葡萄糖液糖，果糖含量达到90％以上的叫做高果糖液糖。

甜饮剂因为被做成液体，很容易消化吸收，所以，比固体糖类更容易导致餐后高血糖和血糖值的剧烈上下波动。如前文所说，果糖本身也存在问题。

因为有可能造成依赖[87]，很容易一不留神就将手伸向含有异构化糖的食品，希望大家要特别注意。

🌀 思慕雪

思慕雪非常受欢迎。听说有很多女性早餐只吃思慕雪。

很难吃到蔬菜的话，把思慕雪当作加餐是可以的，但是早餐只吃这个就有问题了。如果要吃思慕雪，也一定要吃其他的菜肴。

用蔬菜制作的思慕雪，因为是低卡路里食品，如果早餐只吃这个，可能短期内能变瘦，但是，不久就会肌肉减少、代谢减慢，长期来看，反弹的可能性很高。

从蔬菜思慕雪中获得的营养，只有维他命和一部分矿物质。与此同时，如果不摄取蛋白质和钙质，骨骼和肌肉就无法生长。并且，如果不摄取脂肪，卡路里就会不足，仅有的一点儿蛋白质也不能促进肌肉生长，只能被当作能源消耗掉。

更大的问题是，为了喝起来方便，总是很想在思慕雪中加水果和蜂蜜。如此一来，就会比原来的蔬菜思慕雪增加了更多糖类，会让人在短期内发胖。

蔬菜思慕雪，毕竟只是让蔬菜吃起来方便。所以，请大家在食用含思慕雪的菜单时，尽量将糖类总量控制在40克以内，要食用足够的（有饱腹感的）卡路里。

⚡ 黑色食品

乌冬面不行，荞麦面就可以；普通的主食面包不行，黑麦面包就可以；白米不行，糙米就可以。在限糖的人群中，似乎也有一种笃信"黑色食品"的现象。

确实，这些黑色食品中含有食物纤维，可能比精制的纯白食品要好一些。关注这一点的饮食法，就是低GI饮食。血糖指数，简称GI，是指按照等量的碳水化合物，摄取该食品后所表现出的血糖上升效应，与摄取葡萄糖后上升100的效应之比。不过，白米和糙米的血糖上升效应上几乎是半斤八两，只是100：99的微小差别。

实际上，如果看一下正在推进GI研究的悉尼大学信息网站（http://www.glycemicindex.com/）就会发现，煮熟的白米GI为43，煮熟的糙米GI为50，结果反而是糙米更容易引起血糖值上升。

并且，在该网站中，若检索"白米"，有66条信息，因此，由于品牌或品种不同，GI也会有所变化。

食物纤维与糖类同属于碳水化合物，能量却较少，它不会升高血糖值，有助于消化，因此，是减肥人士应该积极摄取的重要营养素。但是，"只要有食物纤维就行了"这种想法是不可取的。

当然，食物纤维本身是最好的营养素，但是，荞麦、黑麦面包、糙米中所含的食物纤维，与糖类相比是极少的，要知道那基本派不上用场。

🌀 非白色砂糖

还有一种说法，认为黑糖、三温糖、和三盆等所谓的"非白色砂糖"对健康有益。到底有无根据呢？

我们常用的方糖、冰糖、砂糖的糖量，每100克的含糖量为100克（作为可利用碳水化合物，重量为105克，加水分解后因为成为了单糖类，可利用碳水化合物的重量就是加水后的重量），也就是说，是百分之百的纯粹的糖类。

相对而言，黑糖，因含有低纯度的钾、钙、铁等，每100克的含糖量为89.7克（作为可利用碳水化合物为92.7克）。同样，含有少量矿物质的三温糖，每100克的含糖量为98.7克（作为可利用碳水化合物为104.8克）；和三盆，每100克含糖量为98.8克（作为可利用碳水化合物为105.2克）。

一看便知，黑糖，对于和缓限糖饮食是有些贡献的。但是，三温糖、和三盆，几乎和白砂糖没什么区别。而且，虽说是黑糖，与人工甜味剂相比，还是含糖量非常高的糖类。

就是说，不能对这些非白色砂糖过于信赖。不论哪个，若大量食用，都会让血糖升高，必须特别小心。

🌀 甜味剂

糖醇和人工甜味剂，是实施和缓限糖饮食不可或缺的食材，但是，仍然有很多人担心其安全性，在购买时犹豫不决。实际上，这些基本都是偏见或误解。

在日本被经常使用的赤藓醇，是从水果发酵食品中抽取的，来自天然的甜味剂，被分类为糖醇。人体摄入后，被小肠吸收，转移至到血液中，直接从尿液排出，不会变成能量，血糖值也不会上升。美国食品药品管理局（FDA）、欧洲医药品厅（EMA）都把它分类为没有必要设定摄取上限的、极其安全的食品。

另外，糖精、三氯蔗糖等人工甜味剂，根据美国、欧洲的认证机构数据，设定了这些甜味剂每日的摄取上限，相当于罐装果汁约15~25罐。这种上限是平时的餐饮达不到的数值，所以说，平常的用量应该是安全的。相反，喝15罐用砂糖做的饮料，对肥胖和血糖会产生不好的影响，所以相比天然砂糖，人工甜味剂反而更安全。

上文只是一个例子，在日本被允许使用的糖醇、人工甜味剂，都是根本不必在意的。与其质疑人工甜味料的安全性，我们更应该关注首先要解决的课题，那就是，现在很多日本人都在被迫与以糖尿病为代表的生活习惯病进行抗争。

几年前，一流自然科学杂志《Nature》曾经刊载"人工甜味剂让血糖值上升"的论文[88]。但是，这篇论文的过分之处在于，在糖精、阿斯巴甜、三氯蔗糖这三种人工甜味剂中，他们把在预备实验中唯一让血糖值上升的糖精，用在了后半段的实验结果中，于是就好像在说所有的人工甜味剂都会让血糖值上升。

而且，通过此实验被确认的因人工甜味剂而导致血糖上升的老鼠，均被抗生素治愈了。另一方面，我们人类有1型、2型、妊娠糖尿病等各种不同类型的糖尿病和血糖异常，但是，无论哪一种，都不能用抗生素治愈。总而言之，老鼠实验中显示的高血糖，与人类的糖尿病完全是不同的东西。

以这种不正确的论文为基础，有些医疗从业人员就指导那些想吃甜食的肥胖患者和糖尿病患者，对他们说："虽是人工甜味剂，也不能吃"，对此我遗憾不已。不真心为患者着想的医疗从业者，让患者承受完全做不到的束缚，一旦治疗效果不理想，就把原因归结为患者而非自己。控制卡路里并不能保证血糖的改善效果，所以，治疗不顺利时，就有必要找一些借口，这种情况，我倒是十分理解的。

🔋 啤酒

喜欢喝酒的人，也许会留意酒的含糖量吧。

各种酒中，有含糖量高的，也有完全不含糖的，弄清楚这一点很重要。有关饮酒的详细方法，我之后再说，在这里说一下最近地位发生很大变化的啤酒。

啤酒是以小麦为原料的酿造酒，实际上，它一直被认为是容易升高血糖值的酒。据说，1罐350毫升的啤酒约含10克糖类。

但是，最近，也许有人看到过这样一条让人吃惊的新闻，内容是"啤酒几乎不含糖（确切说是可利用碳水化合物），喝了血糖值也不会上升。"

　　这条新闻的根据是文部科学省发行的《日本食品标准成分表2015年版（第七修订版）》。其中的"啤酒（淡色）"一栏，与以前一样记载着"每100毫升约含3.1克碳水化合物"。但是，同时还写着"可利用碳水化合物"为"Tr［微量］"。

　　如前所述，含有糖类和食物纤维的碳水化合物，至今都是用叫做扣除法的方法计算出来的。从所有食品中扣除水分、蛋白质、脂质、矿物质等，将剩余的部分看做碳水化合物。

　　但是，因为这种方法有误差，近年来，国际上推荐使用的计算方法是，将实际所含的糖类等营养成分进行累计。从2015年版《日本食品标准成分表》开始，用这种方法求得的数字＝"可利用碳水化合物（单糖当量）"，采用了这种一并记载的形式。

　　并且，通过再次检验测定啤酒的营养成分，得出了"啤酒几乎不含可利用碳水化合物"的结论。就是说，啤酒是不会升高血糖值的酒。

　　但是，根据品牌的不同，有的啤酒可能包含很多可利用碳水化合物。2007年发表的澳大利亚的研究[89]显示，喝了某种品牌啤酒的试验者，其血糖值相当于食用同等卡路里的白面包的一半左右，但也显示血糖值上升了。

　　因此，啤酒多种多样，很难一概而论地说"所有的啤酒都不会让血糖值上升"，但是，也没必要像以前那样小心翼翼。

这是一个非常有趣的研究（图12）。实验内容是，六片切的主食面包，吃三片时，在喝不同饮品的情况下，血糖值上升的程度。实验用的是水250毫升（0千卡）、啤酒240千卡（约600毫升）、白葡萄酒240千卡（约330毫升）、杜松子酒240千卡（约85毫升）这四个种类。

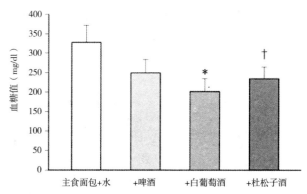

图12 六片切的主食面包吃三片，喝不同饮品时，血糖值上升

（Am J Clin Nutr 2007，85：1545-1551）

[主食面包和水]这种最低卡路里的组合是最容易让血糖值上升的。

结果，喝水后，血糖上升最快，相反，喝葡萄酒后，血糖上升最慢。并且，让人吃惊的是，喝啤酒与喝含糖量为0的杜松子酒的血糖上升情况几乎相同。

血糖值上升情况不同的原因，是无法用卡路里来说明的。含卡路里最少的是水，但是，水却是让血糖上升最多的。不过，也难以用可利用碳水化合物来说明。100毫升啤酒的可利用碳水化合物几乎为零，100毫升杜松子酒的可利用碳水化合物也是零，100毫升白葡萄酒的可利用碳水化合物为1.1克。白葡萄酒中所含的可利用碳水化合物虽然很少，但也是有的，可是它却是让血糖上升最缓慢的。所以，理由无从得知。

而且，也不能用酒精含量来说明。因为，啤酒240千卡含33克酒精，白葡萄酒240千卡含39克酒精，杜松子酒240千卡含47克酒精。

果然，酒中宿有神灵之力吧。

第二节　食用方法篇

⚡ 无麸质饮食

近来，作为减肥和健康的饮食方法，无麸质饮食非常受欢迎。据说契机是大家知道了网球选手锦织圭的对手——世界排名第一的德约科维奇在进行无麸质饮食。

麸质是小麦、大麦、黑麦等含有的一种蛋白质，是能让面食或面包有弹性、变得柔软的成分。

进行无麸质饮食，基本就是不吃小麦粉，其结果与限糖基本一样，可能具有减肥效果。但实际上，硬要不吃麸质食品，是没有意义的。

据说，德约科维奇是因为有麸质不耐症这种过敏症，才迫不得已采取不吃麸质的饮食方法。但是，这种过敏病症属于遗传性的，多见于欧美人，日本人中几乎没有。就是说，如果并没有德约科维奇那样的过敏症，只要限糖，就不必避开麸质食品了。

再者，不像日本和亚洲其他国家，欧美人没有吃米饭的习惯。所以，一旦进行无麸质饮食，结果就是摄糖量低，当然会变瘦。但是，在日本，即使进行无麸质饮食，只要吃大量米饭，就不能限糖，不会变瘦。

面包、蛋糕、油炸食品的外皮儿、意大利面、乌冬面、拉面、零食、啤酒等，这些丰富我们饮食生活的各种食品，其原材料都是麦。而且，麦类除了含糖，还含有丰富的B族维生素、铁和食物纤维。

受一时的流行所惑，采用没什么好处的无麸质饮食，不仅不能充分摄取必要的营养元素，还夺走了吃饭的乐趣。

前不久，英国最权威的内科学杂志《BMJ》刊载的论文[90]指出，**没有麸质过敏的人，若进行无麸质饮食，反而有可能增加患心脏病的风险，不应该建议**。就是说，包括日本人在内，对于没有麸质过敏的人，不能建议其进行无麸质饮食。

⚡ 食用顺序

考虑食物中所含的营养素，组合食用顺序是非常重要的。进行和缓限糖饮食时，也请在可能的范围内考虑食用顺序。

所谓"食用顺序减肥法"，就是推荐从蔬菜等富含食物纤维的食物开始吃=素食第一的方法[91]。但是，以和缓限糖饮食理论为基础的食用顺序更加简单。只要最后吃含糖食物=carbo last就可以了[92]。

为什么最后吃糖类比较好呢?因为蛋白质、脂质和食物纤维，在摄取后都会分泌出难以让血糖值升高的物质。这些物质在体内循环后，再摄取糖类的话，即使是摄取等量的糖类，也要比先吃糖类（carbo first）时血糖值上升缓慢。

血糖值升高是问题，同时，忽升忽降也是问题。血糖激烈上下波动，会有引起氧化应激、老化、细胞癌变、认知功能低下的危险。

食用适量的肉、鱼等蛋白质、脂质，蔬菜等食物纤维，最后再吃米饭、面包等糖类，不需要消耗太多胰岛素，也能抑制血糖值上升。

🔀 绝食

千万不要绝食。因为一旦绝食，变瘦的同时会削弱肌肉，反弹时恢复的体重就不是肌肉而是体脂肪。有报告[93]称，曾有心脏病史的人，体重变动幅度越大，死亡率越高。有这样一种说法，一旦引起肌肉瘦削、体脂肪还原体重的循环现象，就会增加死亡风险。

而且，短期绝餐后，摄取酵素做的高糖饮料，或是只吃缺少脂质和蛋白质的粥，会导致血糖值急剧上升。正是这种血糖的上下波动，可能增加死亡风险。

另外，通过调查[94]一日一餐、一日两餐、一日三餐这三种类型的血糖值波动情况，发现血糖最稳定的是按部就班吃一日三餐的一类。按时吃早、中、晚饭，餐后血糖值变化和缓。

另一方面，不吃早饭的人，午饭后血糖值会剧烈上升；不吃早饭和午饭的人，晚饭后血糖值会激烈上升。**一日三餐中如果少吃一餐，那么在吃下一餐后，血糖值就会急速上升。**

肌肉的合成是在每次饭后。与人体的基础肌肉合成速度相比，人体的肌肉分解速度会快一些，所以，**哪怕是少吃一餐，肌肉也会衰弱。**

按时吃三餐饭，身体就能较好地控制血糖值、保护肌肉、增强代谢能力，也就容易减肥。

如果单纯地控制卡路里，哪怕一餐吃得很多，只要三餐中的某一餐少吃一点，也能控制一天摄取的总能量。但是，如果从限糖饮食角度看，只要一吃东西，就会出现因血糖值上下波动和能量消耗不足所导致的肥胖。所以，在限糖饮食来看，单纯控制卡路里可以说是有百害而无一利的。

第三节　其他问题篇

🔄 肠内菌群

人类肠内的细菌约100多种，数量约100兆个。

肠内细菌中有为维持健康做贡献的有益菌，也有恶化肠内环境、让身体状况变差的有害菌，两者经常互相争夺势力。

小肠末端的回肠到大肠之间，肠内细菌按种类聚集，紧密栖息在肠壁，样子就像丛生各种花的花田，所以一般被称为"肠内菌群"。肠内菌群的有益菌和有害菌的平衡，确实与人类的健康状况密切相关。

为了保持肠内细菌的平衡，通常说多吃酸奶等发酵食品很重要。但实际上，根据食品的种类来增加有益菌或减少有害菌，在现实中非常困难。肠内细菌比我们之前想象的还要顽强，很难发生变化。

另一方面，2015年，以色列的研究小组发表了一项数据，内容是"采用餐后不会引起血糖值上升的饮食方法，增加有益菌。"

并且，在我们最近的研究中，也暗示着"和缓限糖饮食法能增加益菌"（未发表的数据）。作为最新消息，我想告诉大家，和缓限糖饮食很有可能具有改善肠内菌群平衡的作用。

🌀 蛋白质的量

实际上，老年人比年轻人更需要多吃鱼和肉。因为年轻人一餐摄入10克左右蛋白质，就可以在饭后合成肌肉[96]；但是，老年人则需要20克左右，这大概相当于100克左右的肉[97]。

至今仍然有人相信，多摄取蛋白质会损伤肾功能。

这个出处的基础是，有数据[98]表明，让肾功能损伤的老鼠、兔子等动物摄入蛋白质，它们就容易死亡。所以就有了蛋白质多会损伤肾脏的假说。

肾功能正常的老鼠摄入蛋白质后，并没有增加肾衰竭的情况，因此，应该可以认为，原本肾脏没有损伤就没有问题。不知为何，竟然有"多吃蛋白质会损伤肾脏"的武断说法呢。

实际上，世界上并不存在能确认这种事的数据[99]。

相反，有数据暗示，积极摄取蛋白质能保护肾脏[100]。这个数据就是国家进行的心血管疾病患者的长期跟踪研究NIPPON DATA的1999年版。

NIPPON DATA90根据摄取蛋白质的量，将被调查者分为四组，结果发现，肾脏被保护得最好的是摄取蛋白质最多的人，摄取量每天平均为：男性每1千克体重约1.96克，女性约1.92克。这个量相当于500克肉或是6块豆腐。

进行和缓限糖饮食的人，一天平均蛋白质摄取量为每1千克体重约1.6克[101]，低于NIPPON DATA90所显示的最能保护肾脏的蛋白质摄取量。因此，甚至可以说，进行和缓限糖饮食的人，最好再努力多吃蛋白质。

美国糖尿病学会的《饮食疗法指导方针2013年版》[102]中，清楚地记载着"控制蛋白质，对肾功能并无影响"。所以，根本没必要担心蛋白质吃得过多。

蛋白质的质

虽然都叫蛋白质，也有很多种。在摄取蛋白质时，我们需要注意的是必需氨基酸的含量。

氨基酸是蛋白质的构成要素。几个氨基酸结合组成的叫做肽，很多个氨基酸结合组成的叫做蛋白质。除了一部分特殊物质，蛋白质是由20种氨基酸结合而成的。

各种食物中含有多少必需氨基酸，是根据（必需）氨基酸评分的数值来评判的。这个数值显示，每1克氮中所占的必需氨基酸与基准值相比较后的含量。

理论上，我们身体不可或缺的必需氨基酸，在与我们身体组织相近的哺乳类食品，即牛肉、猪肉中含量最多；其次是鸡肉，然后是鱼肉，最少的是豆腐等豆制品。例如，刚开始提出必需氨基酸评分时，数值的平均值是：动物性食品87分，鱼贝类81分，豆类、谷类71分[103]。

简单来说，食用牛肉、猪肉，会直接变成肌肉。但是，成分大不相同的大豆，即使含有充足的蛋白质，也可能不足以促进肌肉生长。

不过，最近，氨基酸评分的概念似乎有所变化。比如，有想法认为，大豆蛋白质也充分具有生物学有效性[104]。另一方面，又有数据表明，相对于动物性蛋白质，大豆蛋白质确实不利于合成肌肉[105]。

因此，虽然没必要把食用蛋白质限定在牛肉、猪肉上，但至少不能被"吃肉对人体有害"这种迷信所愚弄。否则，从维持和增加肌肉量的观点来看，就有可能吃亏。正在实践和缓限糖饮食的各位（并未实践的也一样），在食用作为蛋白质来源的食物时，想吃多少就尽管吃吧，不要挑食，也不要在意量多量少。

🔘 营养补助食品

最近，有很多营养补助食品上市，被宣传具有"减缓血糖值上升"的效果。这些东西确实有效果吗？

从结论来说，大多数是不明确的。被期待能减脂的儿茶素，能稳定糖类吸收的难消化性糊精等，虽然被允许作为特定保健食品进行标识，喝了也不会有什么问题，但是，并没有充足的数据表明对人体有效。

最近，还有一些商品宣称，酵母和酶对健康有利。

但是，首先的疑问是，在叫做胃酸的酸性环境中，酵母这种生命体能否生存下去。而且，就算是酵母在体内生存下来了，对我们有何好处？可能会让肠道菌群失调，引发肠炎。

再者，叫做酶的蛋白质不能改变性质，也无法被消化，根本不可能在保持其功能的情况下被人体吸收。这是因为，酶是一种具有催化剂功能的蛋白质，能促进人体的某种反应。通常，如果蛋白质被暴露在类似胃酸的酸中，就会改变性质。人类用消化酶分解蛋白质，将其变成氨基酸之后再进行吸收。

期待值较高的是，大豆中所含的对健康有益的异黄酮，红葡萄酒等里面所含的具有抗衰老效果的白藜芦醇等。但遗憾的是，至今无一被证明对人体有效。

我认为，吃普通食品时，通过营养补助食品等来增加食物纤维，在一定程度上能阻止血糖值上升。但是，如果已经在实践和缓限糖饮食，从一开始血糖上升就已经减缓了。

用粗略的数据简单来说，假设普通食品一餐的含糖量为100，依靠营养补助食品能控制在90左右。但是，和缓限糖饮食却能将其控制在20～40。

差距十分明显，因此，与其花钱买营养补助食品，还不如实践和缓限糖饮食。

🩺 药物

有一天，有一位来我这里第一次就诊的糖尿病患者说："我在其他医院接受限糖饮食指导时，那个医院的医生说'吃糖的时候，只要吃这个药就可以了'"，于是，他就带着药来了。

那个药叫做 α-葡萄糖苷酶抑制剂，具有抑制食用后的淀粉在体内转换成葡萄糖的效果。

既然如此，我就让他继续服用这个药，但是，第二次就诊时，他的血液检测结果很让人吃惊。血糖值非但没有下降，反而比第一次就诊时上升了。

一问才知，原来他认为反正有药，就很放心，根本就没限糖。

这位患者说："只要吃这个药，不就可以了吗？"我说："完全不是这么回事"。

注意饮食、控制糖类的摄取，与减缓所摄取糖类的分解，对于血糖值的抑制效果完全不同。

当然，α-葡萄糖苷酶抑制剂确实具有抑制血糖上升的功效，但是，对于HbA1c（糖化血红蛋白）值来说，它只具有下降0.3%～0.5%的效果。如果进行和缓限糖饮食，HbAlc却能下降大约0.9%，所以，相比之下，它只有三分之一到一半多的功效。

前文提及了营养补助食品的微弱效果，医生所开的处方药效果也基本如此。我只想告诉大家，和缓限糖饮食法是多么出色。

📊 日本人与欧美人

2011年，一流临床医学杂志《柳叶刀》编辑了"日本人为何能变得如此健康"专辑[106]。其中说明了战后的日本在短期内，将平均寿命从发达国家末位上升到首位的事实。作为长寿的原因，列举了全民保险制度、高度的健康意识、健康诊断体制的普及、低脂肪日本饮食。

但是，低脂肪饮食于健康无益，这已经是明确的结论。如果低脂肪饮食确实延长了日本人的寿命，战后日本人的饮食就应该不断向低脂肪倾向发展。正好相反，近些年，日本人的饮食反而越发高脂肪化。

而且，近些年，糖尿病患者数量增加。进入21世纪后，日本人减少了脂肪的摄取，但是，糖尿病患者增加的速度却更快了。

正如本书多次提到的，日本人的胰岛素分泌能力低于欧美人，在准糖尿病患者中进行比较[107]，日本人分泌的胰岛素只有欧美人的一半。

胰岛素具有降低血糖的作用，同时也能促进肥胖。欧美人胰岛素分泌能力强，所以，即使摄取大量糖类也不容易得糖尿病，却容易发胖。而日本人虽然高糖饮食也不易发胖，但却容易患糖尿病。

在西班牙，为了打破“低脂肪有益健康”的世界性常识，证明高脂肪的地中海饮食才有益健康，举国进行称为PREDIMED的研究，并充分证明了其正确性[108]。例如，在一周使用1升橄榄油的指导下，成功地将心脏病和脑溢血减少了30%。

我们一直被灌输“日本饮食是健康的饮食方法”，并且一直认为理所当然，但是，这并没有科学依据。低脂肪没有什么益处，从医学上说，反而可能具有高风险。低脂肪饮食有可能是不正确的。

今后，日本的农学家和食品相关人士，还有我们这些医疗从业者，应该开发低糖米，将天妇罗、炸串儿这种油炸食品，或者带有脂肪的和牛、鱼等作为菜单，来尝试证明日本饮食才是世界第一的健康饮食。这需要举国之力。

第四节　油　篇

油的基本功效

在和缓限糖饮食法中，充分摄取油是重点。近来，大家对于油的关注度提高，作为健康方法之一，积极摄取油的人在不断增加，这是令人欣喜的。在本章的最后，希望大家对油进行详细思考。

在街头巷尾，经常会听到"椰子油有什么什么疗效""紫苏油对什么什么好"，这些宣传都是根据油的种类来说明其健康促进效果。果真如此吗？油的种类不同，健康效果也就不同吗？

从学术角度来说，按照种类比较研究油的效果的论文很少，但是，就目前有的信息可以明确地说，"不管是什么油，都请充分摄取。但是要避免陈油和人工油。"

首先来思考一下，我们食用的油对人体有什么作用。

首先，油在人体中变成能源；其次，还具有以下功效："构成细胞膜，隔离细胞（内容物为水）与血液（基本为水）""变成激素，对体内特定的细胞传达指令""产生胆汁酸，帮助脂质和脂溶性维生素的吸收"。对人体而言，全部都是不可或缺的重要作用。

💿 有益油

浓度非百分之百食用油中，其有效性在医学论文中被高度评价的是橄榄油（主要成分：油酸、单不饱和脂肪酸、n–9系脂肪酸）。

例如，前文提到的2013年发表的叫做"PREDIMED试验"的论文数据[108]表明，在"一周摄取1升橄榄油"指导下的小组，相对于控油组，心脏病和脑溢血的发病减少了

30%。

坚果也一样。同样是在PREDIMED试验中，一天摄取30克坚果（15克核桃+7.5克榛子仁+7.5克杏仁），心脏病和脑溢血也减少了30%。

鱼油或者n-3系多价不饱和脂肪酸对人体有益，这已经成为常识。n-3系多价不饱和脂肪酸有α亚麻酸、DHA（二十二碳六烯酸）和EPA（二十碳五烯酸）三种。EPA具有预防心脏病的功效[109]，这在日本人中也有所体现。并且，EPA和DHA能减少死亡率也在欧美人中有所体现[110]。

鱼类油中富含EPA和DHA。但是，也有报告称n-3系多价不饱和脂肪酸并没有什么效果[111]，因为其具有容易酸化的特征，为了稳定摄取，就只能想办法将其制成营养补助食品的形式，这是一个难点。

很多人认为，俗称动物性脂肪的饱和脂肪酸对人体有害。确实，至今为止一般而言，**动物性脂肪很容易被认为会提高血液中的胆固醇，增加动脉硬化症。但是，这是错误的。**伦敦Primary Park医院的阿西姆·马尔霍特拉医生等人的研究团队说"要打破神话（Lets bust the myth）"，彻底否定了"摄取饱和脂肪酸有害"的假说[112]。

2013年在澳大利亚[113]，2016年在美国[114]，都有验证结果显示"因减少饱和脂肪酸，心脏病和死亡率反而上升"。所以，即使从世界范围看，也不能说饱和脂肪酸会增加心脏病。而且，还有数据显示，日本人因摄取大量饱和脂肪酸，减少了脑溢血的发病率[115]。

⚡ 基本上所有的油都OK

如上所述，橄榄油、坚果类植物油、鱼的油脂、肉的油脂都是有益的，所以，在食品层次上应该控制的有害油就不存在了，目前也无法设定摄取上限。

实际上，美国的饮食指导标准在1980年曾经设定脂质摄取率应为30%以下，2005年改为20%～35%，2015年就完全取消了上限[116]。

基本上，所有的油，吃了都没关系。但是，作为例外，也有一些需要注意的东西，请参考我下面的见解。

有胆结石的人肯定很在意油。但是，尽管有报告称，患有胆结石的人摄取的油脂多于未患胆结石的人，可同时亦有报告显示（患有胆结石的人）砂糖及谷类食品的摄取也很多[117]，而用于实际治疗的指导手册中并没有脂质限制饮食的记载。实际上，用来预防胆结石复发的药物中，也含有纯粹的脂质（熊果酸脱氧胆酸）[118]。

中性脂肪如何呢？美国心脏病学会在2011年断定，摄油越多，中性脂肪越容易下降[119]。

那么胆固醇呢？遗憾的是，不管是增加或是减少油的摄取，血液中的胆固醇都没有下降。虽然也有报告称，饱和脂肪酸的摄取增多[120]，血液中的坏胆固醇就会增多，但与此同时，好胆固醇也会增多。因此，可以考虑胆固醇与动脉硬化症并无关联。作为减少坏胆固醇的方法，或者是即使不减少坏胆固醇也能预防动脉硬化症的方法[121]，我认为增加蔬菜、牛奶和橄榄油的摄取，是可以略微期待一下的[122]。

📈 危险油

把液体油人工固化时所产生的反式脂肪酸，有可能会增加动脉硬化症等心脏病。在美国，从2006年开始，法律就规定必须标注反式脂肪酸的营养标识。计划从2018年开始，全美国都会使用该规定，一部分州和市已经开始实施了。

结果，有论文[123]显示，纽约州的6个郡以及纽约市，心脏病减少了4.5%，一年内，每十万人中就有13人避免了因心脏病导致的死亡。

另外，原本就有毒性的劣质油，虽没有在人类中进行充分验证，还是存在影响免疫系统等问题。

📈 对各种油的见解

虽然在第二章中已经对脂质进行了详细探讨，但是，最后还是想再次总结一下我对各种油的见解。

【动物油】

〇黄油

美国《时代》杂志在2014年6月23日的封面上，醒目地打出了"Eat butter＝吃黄油"的标题。同样是这本杂志，曾经在1984年3月26日发表过名为"控制鸡蛋和黄油吧"的专辑。这是三十年后的巨大变化。正如《时代》杂志所说，积极摄取黄油吧，不过最好是无盐黄油。

〇肥肉

或许能预防脑梗塞，所以请积极食用。不过，如果想要吃肥肉少的肉，里脊肉也可以。

【植物油】

○人造黄油

日本大型油脂制造商，制造出了能大幅度减少反式脂肪酸的人造黄油。我觉得黄油更好，不过，如果您喜欢，吃人造黄油也可能不错。

○橄榄油

如前所述，橄榄油是目前最值得推荐的油，请积极食用吧。不过，只有特级初榨一种得到了科学论证。特级初榨以外的橄榄油也很好，请把这一点作为知识掌握一下。

○菜籽油（油菜籽油）

富含油酸的菜籽油（高油酸），虽然没有临床试验的实证，但我认为可以积极食用。

○葵花籽油

除了高亚油酸葵花籽油、高油酸葵花籽油外，还有一种比高油酸葵花籽油的油酸量少的中油酸油。大家还是想选择高油酸的。这个也没有临床试验的实证。

○椰子油

椰子油备受期待的预防老年痴呆功效，虽然还未得到充分证明，但在理论上是有效的。椰子油和棕榈仁油富含的中链脂肪酸（MCT），能在生物体内高效地变为酮体，这种酮体具有神经细胞保护效果。虽然不能建议大家进行生成酮体的极端限糖，但是，确实有预备性实验结果报告[124]称，不用改变日常生活，只要补充椰子油，也能改善认知功能。今后将会有大规模的临床试验报告。

○棕榈油

好像也有称其为椰子油的。与椰子油、棕榈仁油不同，棕榈酸和油酸的含量比中链脂肪酸含量更丰富。虽然很难说收集了充分的医学根据，但也有意见认为，它与橄榄油具有同样的代谢效果[125]。

○亚麻籽油

富含叫做α亚麻酸的n−3系多价不饱和脂肪酸。虽然并没有医学根据，但是，备受期待的是，它与EPA、DHA等其他的n−3系多价不饱和脂肪酸具有同样的预防动脉硬化的效果。不过，它也具有n−3系共有的容易酸化的弱点，所以请必须注意以下几点，不能加热、避光、购买后马上用完。

○荏子油（紫苏油）

与亚麻籽油具有同样的营养组成，具有预防动脉硬化的效果。另一方面，容易酸化，需要引起注意。并且，这种n−3系油也被认为具有预防老年痴呆的效果[126]（还没有被证明）。

○棉籽油

富含亚油酸。在2014年发表的论文[127]中有数据显示，亚油酸的摄取量增加或是减少，都不会增加或是减少心脏病的发生。另一方面，也有论文[128]称，摄取的亚油酸越多，越能减少心脏病的发生。相反，还有论文[129]称，如果将饱和脂肪酸替换为亚油酸，死亡率和心脏病均增加。就目前而言，我觉得虽然没必要刻意不去食用，但是，既然现状是出现了完全不同的研究结果，或许也没必要积极食用。

○玉米油　○大豆油

两者均富含亚油酸，与棉籽油具有相近特性。

○芝麻油

自古以来，是经常被用来做菜的植物性油脂，含有较多的油酸。去年，福冈大学的研究团队与印度的研究团队进行了共同研究，其成果以论文形式发表在《美国医学杂志》上。内容是"通过使用芝麻油与米糠油的调和油，改善了血糖和脂质异常症"。虽然研究方案并不是很出色，但是有可能促进今后在世界范围内的有关"芝麻油健康促进作用"的研究。根据菜肴种类不同，可以分别使用白芝麻油（无色，容易搭配任何菜肴）和烘焙芝麻油（茶褐色，气味香浓）。

○红花油（番红花油）

番红花油有两种，一种是富含油酸的高油酸油，一种是富含亚油酸的高亚油酸油。若是高油酸油就可以安心食用，但是如前文所述，高亚油酸油在实证上要稍微落后于高油酸油。

08 第八章
营养学的"正确"与"理所当然"

⚡ 科学验证

最近，我有了这样的想法。迄今为止，在日本营养学界中，使用多数表决的方式来决定事物的情况很多，而采用科学验证的几乎没有。不管是对糖尿病，还是肥胖症，需要通过随机比较试验，探讨这些治疗法的有效性和可行性，但是以日本人为对象的这样的论文，我几乎没有见过。

在日本，没有将营养学进行科学验证的土壤，因此，真实现状是，谁也不知道什么才是正确的。"从老早大家就这么说，就是理所当然的啦"。在这样一种大家都深信不疑的氛围中，一旦出现新的说法，就经常会出现毫无科学依据、仅仅依靠成见和固有观点进行评判的情况。我感觉，针对限糖饮食，大家也有同样的反应。

幸运的是，我所提倡的和缓限糖饮食，正在逐渐被大家接受。我认为，将来也有可能出现比和缓限糖饮食更好的饮食方法。到那时，在片面地断定其"奇怪、毫无常识"之前，先要科学地审视它是否真的正确，如果正确，就认可它，广而告之，我自身将一直保持这种姿态。

　　在这种科学的眼光审视下，控制卡路里和控脂，在现如今，就不得不被否定了。当然，在确保控制卡路里和控脂有效性的基础上，也能确保安全性的方法，如果找到了科学验证结果，到时也可以重新认可。

　　没有科学的验证，仅凭成见和固有观点进行判断，如果这种态度大肆泛滥，将会有很多人陷入不幸吧。我认为，尤其是专家们，必须要一直持有科学观念，担负社会责任。

🔖 证据

　　前面曾稍微提及，在科学的验证方法中，最值得信赖的是随机比较试验。随机比较试验，就是将试验对象经过随机抽签分为两组，对一组使用想要研究的新方法，另一组给以与之不同的方法（在此之前的标准方法）参与试验，在一定时间后，对两者进行比较，验证新方法的效果。

　　但是，在迄今为止的日本营养学界，几乎并未进行过随机比较试验。这是因为存在一种固有观念，认为"营养学的随机比较试验很难"。

　　如果问为什么难，得到的答复是"因为即使进行了饮食内容等的控制，很多人还是不能遵守。"换个说法就是说，很多人不能遵守的饮食方法，就只能是作为指导方法不成立，或者，本来就是不现实的"画饼充饥"。将书面上研究得出的饮食方法落实成现实世界的指导方法，这就应该是专家的工作。

让我们把目光投向国外。美国糖尿病学会2013年的饮食疗法指导标准[130]，并未采用观察研究的数据，基本上是仅仅通过随机比较试验来制定的。针对读者质疑"为什么如此"时，给出的回答是，"因为观察研究含有误差或者交互因子，因此未予采用。"误差和交互因子，是影响因果关系，并导致看不见真正的因果关系的主要原因。而目前日本的现状却是"因为随机比较试验很难，所以仅用观察研究得出结论。请遵守。"这实在不是什么好现象。

当然，并不是说全部都模仿国外就行了，但是，在研究姿态方面，我们必须要学习国外。

如果掌握了这种姿态，从此以后，针对一个目的就不只有一种饮食方法，而是储备着各种各样的饮食方法。并且，适应不同患者的嗜好以及社会背景的特制饮食疗法也会成为现实。

任何人都可以选择符合自己的、合理的饮食法，"打造"健康的身体。这样的世界才是我的理想。

后记

　　有个词语叫做"健康素养"。据说素养是指人的读写能力，那么，健康素养就是能够从充斥大街小巷的健康信息中，进行适当取舍和选择，并进行有效利用的个人能力。

　　这些年的营养学大转换，实际上就是对医疗从业者的健康素养提出了巨大的疑问。

　　追溯到十年前，我自己向糖尿病和肥胖症患者极力推荐的，就是控制卡路里和控制脂肪。但是，因为我所指导的控制卡路里方针，我有一位患者将他自己重要的77岁喜寿的寿宴搞砸了。还有一位患者，虽然实践了我所建议的控脂饮食，高血脂症却并未得到改善。在听他们倾诉、看他们掩面哭泣时，我自己开始对这种被称为金标准的饮食法怀有疑问，并着手寻求真正合适的饮食法。

　　2015年，时隔40年，美国完全否定了控脂的医学价值[131]，明确提出，脂肪摄取量和胆固醇摄取量与心脏病和脑溢血的发病无关，控脂并不能预防肥胖症。

　　另一方面，直至2017年，我国对于糖尿病治疗中控制卡路里和控脂的医学价值仍然没有予以否认。岂止如此，对于很多医疗从业者来说，这种方法至今仍是黄金准则。

然而，正如本书所描述的，在如今的我看来，控制卡路里和控脂绝非黄金准则。何止如此，在当今的日本，可以说是应该唾弃的危险饮食法。

当然，针对肥胖症的治疗，控制卡路里在理论上并无错误，因此，如果能确保其是持续性强、具有安全保障的指导方法，我也并不反对。不过，我认为，现阶段，都只是因为"理所当然"就推荐，过于缺乏因为"正确"才推荐的指导态度。

另一方面，和缓限糖饮食的形势完全不同。至少在十年前，限糖是被理所当然地加以否定的。而现在美国[132]也好，英国也罢，限糖之所以被纳入学会的指导准则，也是因为得知这种方法"正确"。

2011年夏，我应邀参加为期一天的营养学讲习会，我作为数位演讲者之一做了限糖饮食的演讲，结束后，紧接着进行演讲的一位某大学教授说："推崇限糖饮食的家伙，如同罪犯"。然后，这位教授说："记载在指导准则中的，都是论证水平高的"。就是说，他的判断是，"理所当然"的才是"正确"的，"不寻常的"就是"犯罪程度的、危险的"。比起在公众面前被称为犯罪者的屈辱和愤怒，我更感到震惊，因为这位教授竟然将"理所当然"视为"正确"。

自那以后，五年多过去了。从今以后，我希望在日本营养学领域，也能将"正确的"视为"理所当然"的，我愿意

为之尽力。但是，这恐怕还需花费很多时间吧。实际上，在
2014年美国糖尿病学会年度学术集会上，我倾听了莫扎法力
安教授所做的"控脂在医学上毫无意义"的教育演讲，兴奋
之情还未冷却时，却看到休息室的咖啡托盘旁摆放的牛奶全
部是低脂牛奶，不禁哑然失笑。

即使在美国，学术上"正确"的事，要成为社会上"理
所当然"的事，也是需要花费相当长时间的（或者说，今
后也需要花费时间）。不过，只要每个人心中都追求"正
确"，就应该会变成"理所当然"。我认为，只要这样，变
化就会快速发生，超出我们的预期。

执笔本书，是希望以下人士能阅读此书：一是关注健康
饮食法的普通人；二是想学习作为科学的营养学，而非想学
习"理所当然"的营养学的各位医疗从业者。这也是我此次
给每一个数据附上参考文献的原因。

各位普通读者，请一定不要被"理所当然"所影响，请
区分"正确"和"理所当然"。

各位医疗从业者读者，我想把从老师那里学来的一句话
分享给你们。

"人生漫漫，无法抓住真实，只能以观察到的事实为基
础想象真实。圆锥横着看是三角形，从上面看是圆形。这些
都是事实，但哪个都不是真实。"

如今的"理所当然"，也许只不过是把圆锥断定为三角
形了。或者，现在的营养学讨论，也许只不过是在争论圆锥
是三角形还是四边形。我自身也是在漫漫人生中无法抓住真

实的人类之一。希望各位一定从这本书所提出的观察事实开始，踏入解读真实的过程。今后也请让我和大家并肩前行。

最后，在限糖饮食尚未得到社会的充分认可之时，我要深深感谢幻冬舍的石原正康先生和木原泉先生。他们一直与我携手并肩，2012年的《神奇的美食餐厅》发行之际，他们曾对我说"限糖的曙光终于来临"。并且，因为二位先生的鼎力相助，本书才得以出版。希望通过本书的出版，世间众多的"对食物感到困惑的人"能够尽情享受穿过黎明的耀眼光芒，期待着这一时刻的到来。

2017年6月

山田悟

第 1 章

[1] Science 2009, 325, 201 - 204

[2] Nature 2012, 489, 318 - 322

[3] Nat Commun 2017, 8, 14063

[4] AGE 2012, 34, 1133 - 1143

[5] N Engl J Med 2003, 348, 2082 - 2090

[6] N Engl J Med 2002, 346, 393 - 403

[7] N Engl J Med 2009, 360, 859 - 873

[8] 日本糖尿病学会　糖尿病治疗ガイド 2016 - 2017 P41-44

[9] Nutr Metab Cardiovasc Dis 2004,14,373-394

[10] Diabetes Care 2013, 36：3821-3842

[11] 日本糖尿病学会　糖尿病诊疗ガイドライン 2016 P37-66

[12] Asia Pac J Clin Nutr 2011, 20, 161-168

[13] PLoS ONE 2015, 10, e0118377

[14] 肥满研究 2010, 16, 182 - 187

[15] J Diabetes Investig 2015, 6, 289-294

[16] Diabet Med 2015, 32, 1149 - 1155

[17] Diabetes Care 2016, 39, 808 - 815

[18] "日本人の食事摄取基准 (2015 年版)" P62

[19] Diabetes Care 2004, 27, 1405 - 1411

[20] 日本肥满症治疗学会　肥满症の综合的治疗ガイド P45

[21] 日本静脉经肠营养学会　静脉经肠营养ハソドブック P151

[22] Diabetes 1979, 28, 1027 – 1030

[23] N Engl J Med 2013, 369, 145–154

[24] Diabetes Care 2014, 37, 2822–2829

[25] J Gerontol A Biol Sci Med Sci 2015, 70, 1097–1104

[26] Nat Commun 2017, 8, 14063

[27] Exp Gerontol 2003, 38, 35–46

第 2 章

[28] N Engl J Med 2008, 359, 229–241

[29] J Clin Lipidol 2009, 3, 19–32

[30] Circulation 2011, 123, 2292–2333

[31] Am J Clin Nutr 2011, 94, 1189 – 1195

[32] JAMA 2012, 307, 2627–2634

[33] PLoS ONE 2013, 8, e58172

[34] J Clin Endocrinol Metab 2009, 94, 4463–4471

[35] Am J Clin Nutr 2011, 93, 984–996

[36] JAMA 2015, 313, 2421 – 2422

[37] BMJ 2016, 353, i1236

[38] BMJ 2013, 346, e8707

[39] Eur Heart J 2013, 34, 1225 – 1232

[40] N Engl J Med 2013, 368, 1279 – 1290

[41] Lancet 2007, 369, 1090 – 1098

[42] Lancet 2010, 376, 540 – 550

[43] Ann Intern Med 2014, 160, 398–406

第 3 章

[44] Eur J Clin Nutr 1999, 53 suppl1, S177–S178

[45] N Engl J Med 2008, 359, 229–241/Intern Med 2014, 53,
    13–19/Clin Nutr Epub 2016, Jul 18

[46] J Am Med Dir Assoc 2015, 16, 400–411

第 4 章

[47] N Engl J Med 2015, 373, 2117–2128

[48] N Eng J Med 2016, 375, 323 – 334

[49] Diabetes Care 2016, 39, 1108–1114

[50] Cell Metab 2016, 24, 200 – 202

[51] Am J Clin Nutr 2006, 83, 1055–1061

[52] JAMA 2003, 290, 912–920

[53] Eur J Clin Invest 2009, 39, 339–347

[54] Nutrition 2013, 29, 1271 – 1274

[55] N Engl J Med 2006, 354, 97–98/ Lancet 2006, 367, 958

[56] South Med J 2002, 95, 1047–1049/Pediatr Neurol 2008, 39, 429–431

[57] Neurology 2000, 54, 2328–2330

[58] J Clin Neurosci 2012, 19, 181–182

[59] N Engl J Med 1991, 325, 911 – 916

[60] Diabetes 1983, 32, 610–616

[61] Diabetes Care 1998, 21, 1978–1984

[62] PLoS ONE 2013, 8, e80121

[63] Epilepsia 2009, 50, 304 – 317

[64] FASEB J 2016, 30, 4021 – 4032

[65] Cell Metab 2016, 24, 256–268

第5章

[66] サッポロビ｜ル "食习惯と糖に关する20～60代男女1000人の实态调查" 2015

[67] PNAS 1994, 91, 123–127/ N Engl J Med 2005, 352, 2598–2608

[68] PNAS 2016, 113, E6335–6342

[69] PLoS ONE 2016, 11, e0153806

[70] Sci Rep 2016, 6, 27848

[71] Curr Diabetes Rev 2005, 1, 93–106

[72] JAMA 2006, 295, 1681 – 1687

[73] J Clin Endocrinol Metab 2001, 281, E924–930

[74] Diabetes Care 2010, 33, 2169–2174

[75] Metabolism 2002, 51, 864–870

[76] PLoS ONE 2014, 9, e92170

[77] J Clin Endocrinol Metab 2009, 94, 4463–4471

[78] Keio J Med 2017，Apr 25 epub
[79] Nestlé Nutr Inst Workshop Ser 2011，69，59−77
[80] Metabolism 2016，65，100−110
[81] J Appl Physiol 1972，33，421 − 425
[82] Lung 2015，193，939 − 945
[83] Ann NY Acad Sci 2000，904，359−365/Arch Intern Med 2006，166，2502−2510

第 7 章
[84] J Clin Invest 2009，119，1322−1334
[85] J Clin Invest 2016，126，4372−4386
[86] Diabetes 2016，65，3521−3528
[87] JAMA 2013，309，63−70
[88] Nature 2014，514，181−186
[89] Am J Clin Nutr 2007，85，1545−1551
[90] BMJ 2017，357，j1892
[91] Asia Pac J Clin Nutr 2011，20，161−168
[92] Diabetologia 2016，59，453−461
[93] N Engl J Med 2017，376，1332−1340
[94] Diabetes 2008，57，2661 − 2665
[95] Cell 2015，163，1079−1094
[96] Am J Clin Nutr 2009，89，161−168
[97] Br J Nutr 2012，108，1780−1788
[98] Kidney Int 1983，24，579−587
[99] Kidney Int 1983，24，579−587
[100] J Epidemiol 2010，20，S537−543
[101] Intern Med 2014，53，13 − 17
[102] Diabetes Care 2013，36，3821−3842
[103] 营养学杂志 1970 1，45−48
[104] 医学と药学 2012 67，843−848
[105] Nutrients 2016，8，339
[106] Lencet 2011，378，1094−1105
[107] Diabetes Res Clin Pract 2004，66 Suppl1. 537−543/

Diabetes Care 1998, 21, 1133−1137

[108] N Engl J Med 2013, 368, 1279 − 1290

[109] Lancet 2007, 369, 1090−1098

[110] Circulation 2002, 105, 1897 − 1903

[111] N Engl J Med 2012, 367, 309 − 318

[112] BMJ 2013, 347, f6340

[113] BMJ 2013, 346, e8707

[114] BMJ 2016, 353, i1246

[115] Eur Heart J 2013, 34, 1225 − 1232

[116] JAMA 2015, 313, 2421 − 2422

[117] J Am Coll Nutr 1997, 16, 88−95

[118] 日本消化器病学会 胆石症診療ガイライツ 2016

[119] Circulation 2011, 123, 2292 − 2333

[120] Am J Clin Nutr 2003, 77, 1146−1155

[121] Appl Physiol Nutr Metab 2014, 39, 1409−1411

[122] Eur J Clin Nutr 2015, 69, 482−488/Am J Clin Nutr 2009,
90, 56−63/ Phytomedicine 2015, 22, 631−640

[123] J Health Econ 2016, 45, 176−196

[124] Nutr Hosp 2015, 32, 2822 − 2827

[125] Atherosclerosis 2015, 239, 178−185

[126] Cochrane Database Syst Rev 2016, 4, CD009002/J Clin
Psychopharmacol 2016, 36, 436−444

[127] Ann Intern Med 2014, 160, 398−406

[128] Circulation 2014, 130, 1568 − 1578

[129] BMJ 2013, 346, e8707

第 8 章

[130] Diabetes Care 2014, 37, e102−103

后记

[131] JAMA 2015, 313, 2421 − 2422

[132] Diabetes Care 2008, 31, S61−78/Diabete Med 2011, 28,
1282−1288